New Treatments for Healing Depression

大脑重启
Brain Reboot

难治性抑郁症的新疗法

Michael E. Henry

［美］迈克尔·E. 亨利 著

胡茂荣 译

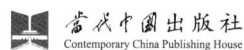

This edition published by arangement with Hachette Go, an imprint of Perseus Books, LLC, a subsidiary of Hachette Book Group, Inc., New York, New York, USA. All rights reserved.

版权合同登记号　图字：01-2025-0898

图书在版编目（CIP）数据

大脑重启：难治性抑郁症的新疗法／（美）迈克尔·E. 亨利著；胡茂荣译. -- 北京：当代中国出版社，2025.3. -- ISBN 978-7-5154-1531-4

Ⅰ. R749.405

中国国家版本馆 CIP 数据核字第 20254Y1X84 号

出 版 人	蔡继辉
责任编辑	邓颖君　沈秋彤
责任校对	贾云华　康　莹
印刷监制	刘艳平
封面设计	宋　涛　鲁　娟
出版发行	当代中国出版社
地　　址	北京市地安门西大街旌勇里8号
网　　址	http://www.ddzg.net
邮政编码	100009
编 辑 部	(010) 66572156
市 场 部	(010) 66572281　66572157
印　　刷	中国电影出版社印刷厂
开　　本	880毫米×1230毫米　1/32
印　　张	9.5印张　1插页　187千字
版　　次	2025年3月第1版
印　　次	2025年3月第1次印刷
定　　价	98.00元

版权所有，翻版必究；如有印装质量问题，请拨打（010）66572159 联系出版部调换。

目 录
CONTENTS

前言：不要放弃希望！ / 001

第一部分 理解
正确看待抑郁症及其治疗　001

第一章　抑郁症不只是心境问题 / 003

本章关键点 / 003

为什么有些抑郁症患者仍能正常生活？ / 007

抑郁症有不同的类型吗？ / 007

我的问题有可能是别的疾病导致的吗？ / 013

抑郁症的病因是什么？ / 016

从神经递质到脑回路 / 019

第二章　宜早不宜迟：早期治疗的重要性 / 024

本章关键点 / 024

治好抑郁症，其他问题不就都解决了吗？ / 026

我比较害羞：社交真的很重要吗？ / 028

抑郁症确实会对患者的职业生涯造成影响 / 030

我是如何变得身材走样的？ / 032

运动真的能治疗抑郁症吗？ / 034

抑郁症一定会随着年龄增长加重吗？ / 034

第三章　传统疗法与增强策略 / 041

本章关键点 / 041

怀疑自己有抑郁症时，该从哪里着手？ / 043

与医生合作，我应该期待什么？ / 043

心理治疗在抑郁症治疗中应该发挥什么作用？ / 046

药物怎样取舍：我必须用药吗？ / 051

基因检测能干什么？ / 054

如何选择药物？ / 055

如何开始用药？ / 056

抗抑郁药不管用，我该怎么办呢？ / 057

第二部分 重启
氯胺酮疗法、经颅磁刺激疗法与电休克疗法

065

第四章　氯胺酮疗法：从麻醉药到抗抑郁药 / 067

本章关键点 / 067

氯胺酮：规则改变者 / 069

氯胺酮能治疗抑郁症吗？ / 070

氯胺酮的作用 / 075

第五章　氯胺酮疗法：如何获得治疗 / 081

本章关键点 / 081

氯胺酮或艾司氯胺酮有效吗？ / 086

应在何时尝试使用氯胺酮或艾司氯胺酮？ / 087

氯胺酮和艾司氯胺酮的效果如何？ / 087

氯胺酮和艾司氯胺酮安全吗？ / 088

氯胺酮会被滥用或令人上瘾吗？ / 089

氯胺酮有什么副作用？ / 089

如何找到氯胺酮治疗中心？ / 093

如何选择氯胺酮治疗中心？ / 096

自杀意念在接受治疗时加重怎么办？ / 098

如何处理医疗紧急情况？ / 098

如何进行治疗？ / 099

治疗需要花很多时间吗？ / 100

使用氯胺酮还是艾司氯胺酮？ / 100

治疗后我会有什么感觉？/ 101
我感觉好多了，之后怎么办？/ 102
治疗费用是多少？/ 102

第六章　经颅磁刺激疗法：用磁治疗抑郁症 / 106
本章关键点 / 106
什么是重复经颅磁刺激，它是如何被发现的？/ 109
我们如何知道 rTMS 有效？/ 110
为什么患者会在尝试 rTMS 前尝试多种抗抑郁药物？/ 114
这种治疗方法为何对多种疾病都有效？/ 115
对 rTMS 的新研究成果说明了什么？/ 116
我们了解 rTMS 对大脑的影响吗？/ 118

第七章　经颅磁刺激疗法：如何获得治疗 / 123
本章关键点 / 123
rTMS 治疗对我的抑郁症有帮助吗？/ 128
如何才能找到能进行 rTMS 治疗的医生？/ 128
rTMS 初步会诊期间会发生什么？/ 129
什么病史会影响 rTMS 的潜在疗效？/ 130
rTMS 的常见副作用有哪些？/ 132
rTMS 治疗是什么样的？/ 134
rTMS 治疗需要多长时间？/ 136
rTMS 疗程结束后会发生什么？/ 137
保险可以报销 rTMS 治疗的费用吗？/ 139

目 录

第八章　电休克疗法：这种办法还在使用吗？/ 142

本章关键点 / 142

到底什么是 ECT？/ 144

ECT 不就是传统的休克疗法吗？/ 145

ECT 是如何发展起来的？/ 147

ECT 是如何逐步改进的？/ 149

ECT 的使用有何变化？/ 150

如今 ECT 在什么情况下使用？/ 152

ECT 和特殊群体 / 159

紧张症 / 161

ECT 是如何进行的？/ 163

ECT 的风险是什么？ECT 不会烧毁大脑吗？/ 163

第九章　电休克疗法：如何获得治疗 / 172

本章关键点 / 172

我的抑郁症是否严重到需要接受 ECT？/ 176

如何开始 ECT 治疗？/ 177

我的保险是否覆盖 ECT？/ 178

ECT 对我有效吗？/ 178

我需要现在就接受 ECT 治疗吗？/ 180

我的健康状况是否让我适合接受 ECT？/ 186

我要接受单侧 ECT 还是双侧 ECT？/ 190

ECT 治疗的流程是怎样的？/ 192

我在 ECT 治疗过程中会保持清醒吗？/ 193

ECT 的标准疗程是什么样的？/ 196

ECT 的副作用是什么？／ 197

接受 ECT 的同时我是否该继续或开始服药？／ 199

我是否需要请假去接受 ECT？／ 201

ECT 真的有效吗？／ 201

第三部分 展望
抑郁症的辅助治疗与潜在疗法 — 207

第十章　运动、营养和睡眠的抗抑郁作用／ 209

本章关键点／ 209

难道不是每个人都需要多锻炼吗？／ 211

如何开始运动？／ 212

我似乎要做很多事情！／ 213

运动真的有效吗？／ 214

我不确定自己是否能做到／ 215

运动对我的抑郁症有效吗？／ 217

哪种类型的运动抗抑郁效果最好？／ 219

哪类运动更适合我？／ 221

多少运动量合适呢？／ 222

睡眠与抑郁／ 223

我失眠了该怎么办？／ 225

为什么熬夜后我的抑郁症反而有所好转？／ 227

饮食真的那么重要吗？／ 228

营养品真的那么重要吗？／ 230

目 录

炎症会导致抑郁症吗？／232
什么是炎症？／232
如何判断自己是否患有慢性炎症？／233
如何预防慢性炎症？／235
运动如何减轻炎症？／236
饮食变化如何减轻炎症？／237
睡眠能减轻炎症吗？／238

第十一章　潜在治疗方法／247

本章关键点／247
为什么迷幻药是非法的？／249
为什么现在还在研究迷幻药和致幻剂？／250
致幻剂有不同的类型吗？／252
使用致幻剂的风险是什么？／254
什么是一次"糟糕的旅行"？／255
关于致幻剂有效性的研究结果如何？／256
致幻剂有哪些副作用？／261
什么是微剂量？／263
迷走神经刺激／265
脑深部电刺激／266

后　记　未来的希望／273
附录一　初次会诊时要向医生提的问题／274
附录二　咨询时应携带的资料／278
致　谢／283

前言：不要放弃希望！

许多人感觉自己被绝望感淹没，而这就是抑郁症的表现[1]。不管你阅读这本书的动机是什么，不管正受困于抑郁的是你还是你身边的人，请记住，在这本书里你会领略到抑郁的反面——希望。即使你已经尝试过药物和心理治疗却没有获得疗效，也就是说，你所患的是业内人士认为的难治性抑郁症，你也将通过这本书了解一些之前没有听说过的治疗方法。更重要的是，你或帮助你的专业人士从前可能由于这些治疗方法"太过神奇"而忽略了它们。近年来，抑郁症治疗领域发生了很多变化，你之前从未考虑过的干预措施可能对恢复心理健康至关重要。

如果在尝试了药物、心理治疗和基于信仰的疗法后，你的抑郁症状依旧没有得到缓解，那么这本书能为你提供实用的见解，带你了解有效的治疗方法。在这本书中，除了阐述每种治疗方法背后的

---

[1] 本书中出现的人物姓名及其可识别信息已被修改以保护其隐私，书中的大多数案例由多个不同案例拼接而来。——作者注

科学依据，我们还将细致地讨论如何判断这些治疗方法是否适合你，以及在你决定采用这些治疗方法后应当如何使用它们。你将了解到在寻找能提供这些治疗方法的诊所或私人医生时应该注意什么。此外，我们还将讨论在治疗前和治疗期间需要考虑和调用哪些医疗资源，以及每种治疗方法给人带来什么样的副作用。在本书的最后几章，我将简要介绍当下在抑郁症治疗领域使用的新技术，例如基因组学，并让读者快速了解正在开发的其他新型疗法。

我撰写本书最初是为了让那些患有重度抑郁并被转诊使用电休克疗法（electroconvulsive therapy，ECT）的患者放心，让他们相信旧式的休克疗法已经被改良了，并且改良后的ECT是安全和高效的。我已成功使用这种疗法帮助了数千名患者。这个庞大的数字在一定程度上反映了这样一个事实——在我作为精神病医生的大部分职业生涯中，我一直是繁忙的ECT部门的主任。我一开始在麦克莱恩医院（McLean Hospital）工作，现在在麻省总医院（Massachusetts General Hospital）工作。我也是道顿家庭双相情感障碍治疗创新中心（Dauten Family Center for Bipolar Treatment Innovation）的医疗主任。

然而，鉴于最近难治性抑郁症和其他心境障碍治疗领域取得了进展，只讨论ECT是失之偏颇的。对于那些对一线治疗没有反应的重性心境障碍患者，现在又有了两种强有力的干预措施——经颅磁刺激（transcranial magnetic stimulation，简称TMS，重复使用时也称为rTMS）和氯胺酮（ketamine）。我第一次接触TMS是在美国国家精神卫生研究所（National Institutes of Mental Health，NIMH）参加研究员培训期间。我与马克·乔治博士（Dr. Mark George）有一段时间同时在那里参加培训，他是促进TMS这一临床疗法发展的领导者之一。多年来，我接受了TMS方面的更多培训，并将这种疗法推荐给了接受药物治疗的患者。同样，我用氯胺酮来增加ECT的疗效，并将其推荐给药物难治性抑郁症患者，从而积累了使用氯胺酮的经验。

通过这本书，你将了解这些疗法以及一些振奋人心的新的潜在干预措施。这些干预措施会给所有抑郁症患者带来巨大的希望。通过了解这些治疗方法，你能决定哪种治疗方法（如果你有需要）最适合自己。

这本书中有一章与抑郁症代谢作用的治疗相关。抑郁症往往伴随着身体机能下降和体重增加，这可能对患者的健康造成长期的负面影响。最近的研究表明，运动、饮食和改善睡眠可以起到抗抑郁的作用。[1]本书还有一章与心理治疗相关。许多研究一致表明，在生物治疗（例如抗抑郁药物）与心理治疗结合时，它们能更有效地治疗心境障碍，特别是抑郁症。[2]

本书大多数章节聚焦特定治疗的典型临床案例，并展开科学讨论。采用这种形式有以下两个目的。第一，我想让患有重性心境障碍的读者知道他们并不孤单；第二，我想让他们的个人病程与这些信息更好地联系起来。我隐藏了患者的身份信息，并且大多数例子都是拼凑起来的。让我们先从玛吉抗抑郁的这个例子说起。

玛吉是一位46岁的母亲,育有两个女儿。在不得已的情况下,她来到了我们诊所。她的护士长宝拉在"已经竭尽所能却仍无计可施"的情况下将其转至我们诊所。我们对玛吉进行了一番简单的检查。显然,她已经从最开始一直感到忧郁、身心俱疲的状态,发展到了对每天的生活只剩下恐惧的状态。就像与她同病相怜的温斯顿·丘吉尔(Winston Churchill)所说的"黑狗"一样,她也处于深渊之中,仿佛她的世界被一层蠕动的黑纱笼罩着。

甚至有几天,她几乎不能下床。抑郁症带来的痛苦越来越强烈,这严重削弱了她的生活能力,以至于她有时不得不停下手头的事情努力呼吸。玛吉的丈夫和女儿们建议她寻求帮助。她之前认为自己可以战胜抑郁,但结果并不尽然。

宝拉已经尝试了所有的方法来帮助玛吉,在几个月时间里尝试了不同的药物组合和不同的治疗形式,但玛吉的症状只是稍微好转。玛吉不仅依旧感觉自己仿佛"一潭死水",而且在最糟糕的时候还想结束自己的生命。玛吉向宝拉保证,这些只是一些"愚蠢的想法",她不会真的采取行动结束自己的生命。但宝拉明白,玛吉是在告诉自己,她的情况很糟糕——她仍然处于深渊之中。白天时,玛吉会感觉自己像穿着铅鞋一般负重前行。最后,宝拉将玛吉介绍给一位精神病医生。这位精神病医生认为,玛吉的抑郁症太过严重,采用rTMS治疗也无效,而且玛吉的家族成瘾史使她不愿意尝试氯胺酮。因此,医生建议她尝试ECT——电休克疗法。

这吓坏了玛吉,她立即拒绝了这个建议。她的脑海中浮现出老电影中人们被折磨的片段——他们的大脑被"烧毁",失去所有关于自己身份的记忆。但在又经历了 1 个月难以描述的抑郁痛苦后,她同意与当地的 ECT 医生见面。玛吉表达了担忧,说她害怕大脑被"烧毁",成为"植物人"。ECT 医生向她解释,相比以前的 ECT,目前这一代 ECT 机器使用的刺激强度要小得多,时程也更长,而且是专门为病人量身定做的。在详细讨论可能出现的记忆方面的副作用之后,玛吉了解到这些副作用会被密切监测,并且会在治疗停止时得到改善。医生还提到,这些副作用通常只会导致患者记不住治疗前后发生的事情,但也有些人报告说忘记了过去的事件。但是,在治疗结束后,患者学习能力不会受到影响,而且随着抑郁症的消除,患者的学习能力实际上可能会改善。

玛吉还了解到,ECT 不会损害大脑。在 ECT 治疗过程中,参与情绪调节的某些大脑区域实际上会变大,而 ECT 被认为可以保护大脑免受抑郁症的负面影响。虽然玛吉仍然非常焦虑,但她同意进行尝试。

在第一次治疗那天的早晨,玛吉到前台登记之后在等候室落座。她试着翻阅一本杂志,却无法认真阅读。似乎过了很久后(实际上只有 10 分钟)她被叫进了治疗室。她惊讶地发现这个房间就像她女儿拔智齿的地方一样,非常明亮,看起来很专业,让人安心——不像她所担心的那样阴沉神秘。热情高效的护士为她办理了手续。玛吉还没缓过神来,精神病医生就已经对她进行了评估,麻醉师也给她注射了镇静剂。再回过神来时,她有点儿意识模糊,就问护士发生了什么。护士解释说治疗已经结束了。护士的语气让玛吉放下心来。她喝了一些姜汁汽水。一小时后，玛吉的丈夫开车带她回了家。在丈夫的关注下，玛吉继续自己的生活。她不能确定治疗起了什么作用，但她感觉到有一束光在黑暗中照亮了一条路。

9个疗程后，这束光变成了照耀四方的太阳。玛吉恢复了热情和饱满的精力。正如她所了解到的那样，她的记忆力随着每次治疗有些微小变化，但在没有接受治疗的日子里她也能正常工作，并且在"死气沉沉的抑郁时间"里也会笑。她记得如何完成所要做的每一件事，却想不起在治疗的前一天晚上吃了什么，或者《危险边缘》（*Jeopardy*）节目里最后一题的答案是什么。她和丈夫重返愉悦的生活，在谈到女儿时她的脸上还会出现笑容。在三个月的随访中，护理医生发现玛吉定期服用抗抑郁药，并且随着身体状况的稳定已经能够减少咨询的频率。

玛吉的经历并不罕见。地球上每天都在发生这样的故事。ECT不再是患者孤注一掷的最后选择。由于具有高效和快速的特点，ECT已成为数百万名抑郁症患者的首选治疗手段，并为患者带来福祉。与TMS和氯胺酮一样，ECT帮助人们重返不被抑郁症支配的生活。

抑郁症往往是在巨大生活压力情况下产生的，其症状难以觉察。患者通常责备自己，并把症状视为一种个人失败或性格缺陷，而不是一种疾病。这使得患者往往不能及时寻求治疗。随着时间的推移，这些症状会给患者及其周围的人都带来巨大的情感、生理和经济损

前言：不要放弃希望！

失。虽然有相当数量患者的症状在接受标准的抗抑郁药物治疗和心理治疗后得到了改善，但仍有数百万名抑郁症患者的症状没有充分缓解，他们依旧无法继续正常生活。在全世界范围内，抑郁症都是人丧失劳动能力的一个主要原因。如果没有得到有效的治疗，抑郁症可能成为一种慢性病，剥夺患者的生活能力，使他们无法生存。

美国 2017 年的数据显示，在开展研究的 12 个月期间，有 890 万名成年人患有抑郁症，其中 280 万名患有难治性抑郁症[3]。难治性抑郁症（也叫顽固性抑郁症）有多种定义。一般来说，难治性抑郁症意味着，患者在服用至少两种足够治疗剂量的标准抗抑郁药物达足够疗程（通常被认为是 8 周）后，仍然处于抑郁状态。

在花了大量时间和诸多精力才发现抑郁症是需要治疗的核心问题，而且最初的治疗没有取得成效时，患者很容易变得灰心。最初治疗的无效往往使患者坚信自己的精神崩溃是无可救药的。更糟糕的是，一些人——包括至少一位电影明星——已经公开表示他们对精神疾病治疗感到失望并公开反对治疗。精神疾病本身就会将患者拉入黑暗深渊，带来压倒性的精神痛苦，再加上上述情况，你应该能明白为什么抑郁症患者常常放弃治疗，默默地忍受痛苦。这正是你绝不能做的事！事实与大众的看法相反。目前的精神疾病治疗方法对许多患者都有帮助，并且正在不断改进。

我们将在本书中讨论新一代具有代表性的抗抑郁治疗方法。抗抑郁治疗方法在 20 世纪 80 年代末发生了巨大的变化，本书所讨论的疗法正是这巨变的一部分。在 20 世纪 80 年代末之前，抑郁症被认为是与童年时期未解决的冲突有关的丧失引起的。当时的主流治疗方法是谈话疗法,旨在理解和解决这些未解决的冲突。最早的抗抑郁药物是在尝试改进已有抗结核药物和抗精神病药物的过程中意外发现的。后者被称为三环类抗抑郁药(tricyclic antidepressants, TCAs),它们逐渐被用作谈话疗法的辅助手段。然而,这些药物的副作用很多,经常令患者无法忍受。接着,氟西汀(fluoxetine),也就是众所周知的百优解(Prozac),开始投入使用,其他较新的抗抑郁药物也相继问世。目前这一代的抗抑郁药物体现了制药业在改进药物、减少副作用方面技能的提升。但是,由于这些药物没有提供解决抑郁症的新机制,自百优解问世以来,药物有效性便没有明显的提高,直到氯胺酮问世。

氯胺酮(我们将在后面详细介绍)提供了一个全新的机制,并在治疗难治性抑郁症方面显示了显著的效果[4]。使用氯胺酮治疗抑郁症对患者有若干益处。首先,它为抑郁症患者提供了一种迅速见效的治疗方法,最重要的是,它通过谷氨酸(glutamate)途径发挥作用,这与现有的其他抗抑郁药物不同。其次,认识到这一分子途径在抑郁症中的作用后,人们对心境障碍药物的开发产生了新的兴趣。

从只使用基于心理疗法的治疗手段到使用药物和大脑生物学治疗手段的转向令ECT重新登上舞台。ECT在20世纪30年代开始用于治疗精神分裂症,但随着现代抗精神病药物发展,抗精神病药物在治疗精神分裂症方面开始获得与ECT相当的疗效。于是,在

20 世纪 70 年代，精神分裂症的治疗中 ECT 的使用开始减少。随着 ECT 对重性心境障碍的有效性逐渐突显，ECT 再次被广泛使用。幸运的是，ECT 的实践方法已变得现代化，有效性得以提高，病人的舒适度也得以提升。它仍然是治疗难治性心境障碍最有效的疗法[5]。TMS 虽然是相对于 ECT 而言更新的疗法，但它也已经在超过 25 年的时间里经过研究和改善。我们将更详细地讨论 TMS 领域最近取得的激动人心的进展。

作为一名精神病学家，看到难治性抑郁症患者病情得到缓解，对我来说是非常有意义的。每个人都有一条独特的康复之路，因为每个人对自己的疾病都有独特的体验。我相信，在本书中，你会看到一些信息和故事，而这些信息和故事会让你相信，你可以选择那些被忽视了的抑郁症疗法。

参考文献

[1] Klaus Martiny, "Novel Augmentation Strategies in Major Depression", *Danish Medical Journal* 64, no. 4 (2017): 277–89; Agnès Le Port, Alice Gueguen, Emmanuelle Kesse-Guyot, Maria Melchior, Cédric Lemogne, Hermann Nabi, Marcel Goldberg, Marie Zins, and Sébastien Czernichow, "Association between Dietary Patterns and Depressive Symptoms Over Time: A 10-Year Follow-Up Study of the GAZEL Cohort", *PLoS ONE* 7, no. 12 (2012): e51593, doi:10.1371/journal.pone.0051593.

[2] Waguih William IsHak, Khanh Ha, Nina Kapitanski, Kara Bagot, Hassan Fathy,

Brian Swanson, Jennice Vilhauer, Konstantin Balayan, Nestor Ian Bolotaulo, and Mark Hyman Rapaport, "The Impact of Psychotherapy, Pharmacotherapy, and Their Combination on Quality of Life in Depression", *Harvard Review of Psychiatry* 19, no. 6 (2011): 277–89, doi:10.310 9/10673229.2011.630828.

[3] Maryia Zhdanava, Dominic Pilon, Isabelle Ghelerter, Wing Chow, Kruti Joshi, Patrick Lefebvre, and John J. Sheehan, "The Prevalence and National Burden of Treatment-Resistant Depression and Major Depressive Disorder in the United States", *Journal of Clinical Psychiatry* 82, no. 2 (2021), doi:10.4088/jcp.20m13699.

[4] Manuella P. Kaster, Morgana Moretti, Mauricio P. Cunha, and Ana Lúcia S. Rodrigues, "Novel Approaches for the Management of Depressive Disorders", *European Journal of Pharmacology* 771 (2016): 236–40, doi:10.1016/j.ejphar.2015.12.029.

[5] Ravi K. Sharma, Gajanan Kulkarni, Channaveerachari Naveen Kumar, Shyam Sundar Arumugham, Venkataramaiah Sudhir, Urvakhsh M. Mehta, Sayantanava Mitra, Milind Vijay Thanki, and Jagadisha Thirthalli, "Antidepressant Effects of Ketamine and ECT: A Pilot Comparison", *Journal of Affective Disorders* 276 (2020): 260–66, doi:10.1016/j.jad.2020.07.066; Jian-jun Chen, Li-bo Zhao, Yi-yun Liu, Song-hua Fan, and Peng Xie, "Comparative Efficacy and Acceptability of Electroconvulsive Therapy versus Repetitive Transcranial Magnetic Stimlation for Major Depression: A Systematic Review and Multiple-Treatments Meta-Analysis", *Behavioural Brain Research* 320 (2017): 30–36, doi:10.1016/ j.bbr.2016.11.028.

第一部分

理 解

正确看待抑郁症及其治疗

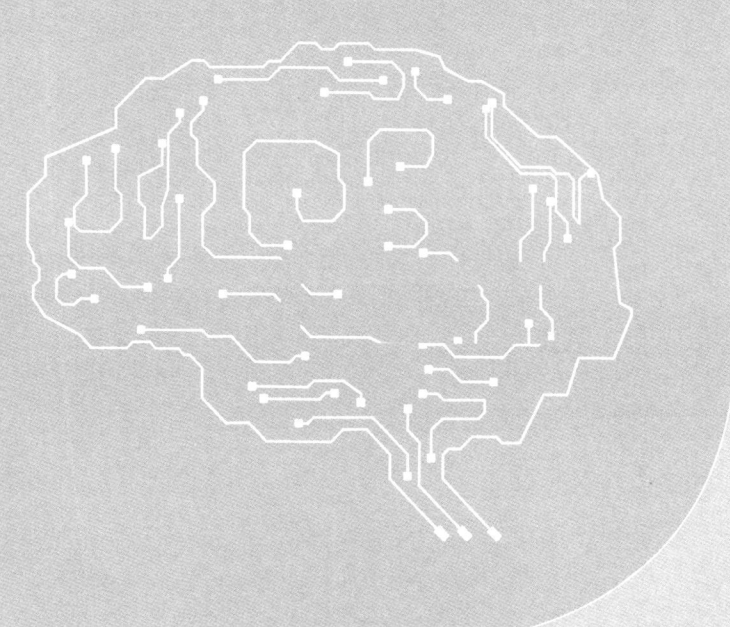

第一章
抑郁症不只是心境问题

本章关键点

- 与悲伤和悲痛的感觉不同,抑郁症是一种疾病,不仅影响情绪,而且影响维持身体健康所需的基本功能。
- 抑郁症患者可能没有意识到抑郁症什么时候出现,也不知道为什么自己感觉不舒服。
- 抑郁症状可能是双相情感障碍的一部分或与其他疾病有关,也可能是独立的抑郁症。
- 一些证据表明,抑郁症和其他心境障碍是由大脑回路功能失调引起的。

- 在一线治疗方法不能奏效时，还有其他有效的治疗方法可供使用，并且这些方法正不断被改进。

许多人随意地使用"抑郁"这个词来形容对生活中发生的事情感到沮丧的感觉。对那些真正患有重性抑郁症的患者来说，这个词可能具有非常不同的含义。抑郁的发作——或者更准确地说，抑郁症的发作——不仅仅是一种暂时性的情绪低落。抑郁症是一种真正的大脑疾病，会影响到日常功能的许多方面。在抑郁发作期间，患者的情绪持续低落，睡眠和食欲紊乱，缺乏动力或专注力，并且喜欢独处。发作结束后，患者必须消除它对身体健康造成的影响，并重建因发作期间无法与在乎的人交往而枯萎的人际关系。我将从概述不同的心境障碍开始进行介绍，而抑郁症是其中的一部分。

鉴于"抑郁"这个词既可以用来描述一种心境，也可以用来描述一种疾病，难怪人们会感到困惑，认为抑郁症患者应该能够"靠自己的力量振作起来"，或者激励自己寻找更好的生活。对于经历过重度抑郁发作的患者来说，这种司空见惯的态度在最大程度上轻视了患者的挣扎，而且至少不知不觉地在几个方面造成了伤害。第一，这种态度暗示患者自己造成了自己的痛苦。**但"罪魁祸首"并不是患者本人**！第二，这种态度暗示了患者太懒，不为改善情况付出努力。**但他们并没有偷懒**！事实上，就抑郁症患者而言，情况恰恰相反。重度抑郁症就像用于单独监禁犯人的心

第一章　抑郁症不只是心境问题

理监狱，患者不惜一切代价想要从中解脱。我希望，通过阅读下面几个段落描述的两个案例，你可以更加清晰地区分"抑郁情绪"和"抑郁发作"（也被称为抑郁症或临床抑郁症）。

拉娅是一名19岁的大学生。虽然入学是她第一次离家生活，但她在大学结交新朋友，享受课程，而且经常锻炼身体。她很想念她的男友，当男友打电话说要在下一个周末来找她时，她很兴奋。到了周末，他们相处的大部分时间都在吵架，在男友离开她回家的前不久，他们分手了。拉娅很受打击，变得非常孤僻，晚上睡得很不安稳。男友走后的第二天早上，拉娅几乎没有吃早餐，但还是努力走出门去上课。拉娅的朋友注意到她非常"沮丧"，坚持要她和他们一起出去吃饭。吃晚餐时，拉娅向朋友们讲述了与男友分手的事情，并努力忍住了眼泪。朋友们给了拉娅很多支持，在晚餐结束时，她已经感觉心情好多了。在接下来的几天里，她决定专注于生活中的好事，并逐渐感觉回到了以前的状态。

另一个故事情况则相反。22岁的萨尔瓦正处于大学的最后一年，她对毕业后的生活充满期待。萨尔瓦有非常要好的朋友，不讨厌所修的课程，与伴侣关系和谐，甚至收到了几份激动人心的工作邀请。大约在10月底，萨尔瓦注意到自己感觉比平时更疲惫，但她把这归咎于期中考试的压力和考试结束后的聚会太多。于是，她利用一个安静的周末补觉休息，但这并没有让她恢复过来。相反，她依旧会在夜间醒来几次，一整天都感到疲惫和无精打采，而且没什么胃口。这种情况在接下来的几周里一直持续。和朋友在一起时，她只能强颜欢笑。但即便微笑，她仍然感觉自己的世界已经失去了色彩。她勉强撑过了期末考试。

萨尔瓦回家过节时，她的母亲注意到女儿的变化，于是问她发生了什么事。母亲仔细聆听萨尔瓦的讲述。说完后，母亲告诉她，听起来她好像抑郁了。她的母亲解释说，自己的姐姐和母亲——萨尔瓦的姨妈和外祖母——都有类似的症状。她们丧失了生活能力，并且需要接受治疗。母亲安排萨尔瓦去看家庭医生。医生排除了内科疾病，把她转介给精神科医生。精神科医生最初对她进行了谈话治疗，并让她加强锻炼，但症状仍然存在。一个月后，医生给她开了一种抗抑郁药物。这种药物逐渐减轻了萨尔瓦的抑郁症状。她以优异的成绩按时毕业。

从当事人的角度来看，区分对令人沮丧的事件的正常反应和抑郁发作可能很难。拉娅的"抑郁"是在明显的生活压力下发生的，并在朋友支持和时间作用下得到解决。萨尔瓦的抑郁发作并没有明确的诱因，而且实际上是在她生活中的一切都很顺利的情况下发生的。还有，她的症状并没有因为家庭支持、时间、锻炼或谈话治疗而消失。如果悲伤或无法充分体验快乐的情绪影响个体生活的方方面面，并且随着时间推移没有消失，那么这更可能是抑郁症发作。如果悲伤只局限于个体生活的某个方面，比如失恋或朋友离开，而不影响在好事发生时感到快乐的能力，那么这更可能是对失去的正常反应。

第一章　抑郁症不只是心境问题

为什么有些抑郁症患者仍能正常生活？

抑郁症有许多不同的表现。轻度抑郁症会使患者的生活节奏变慢，让他们感到"神志不清"，但这些患者仍具备生活自理能力。重度抑郁症则会导致难以忍受的痛苦，使患者几乎无法行动。几乎所有类型的抑郁症都会让患者减少与家人、重要的人、朋友、同事和孩子相处。在长期的重度抑郁发作期间，这些重要的人际关系会疏远和消失。抑郁症患者失去工作，无法履行家庭职责，生活失去乐趣，这一切都是因为一种无形的疾病侵袭了他们的大脑。简而言之，抑郁症通常会改变患者的生活。而对自杀的患者来说，抑郁症是生命的终结者。

抑郁症有不同的类型吗？

答案是肯定的。具体而言，一个人所患抑郁症的类型取决于我们如何定义抑郁症的综合征。古希腊人用"忧郁症"（melancholia）或"黑胆汁"（black bile）[1]来描述一种与我们现在所说的抑郁症类似的行为模式。我们目前使用的分类系统源于曾经的美国退伍军人管理局（Veterans Administration）对接受治疗的"二战"老兵所患精神疾病的分类。美国精神医学学会（American Psychiatric Association）在其发行的名为《精神障碍诊断与统计手册》(*Diagnostic and Statistical Manual of Mental Disorders*，DSM）的诊断手册中基本上采用了这一系统[2]。在其最新版本，也就是DSM-5中，抑郁症的诊断标准以患者描述的临床症状为基础[3]。DSM系统进一步将诊断细化为抑郁障碍或双相抑郁。双相抑郁患者曾出现情绪高涨或躁狂的情况，包括欣快或易怒、精力增加、睡眠需求减少，以及冒险和/或寻求快乐的行为增加。对于患有慢性轻度抑郁症的患者，DSM使用"心境恶劣"（dysthymia，该词语源自希腊语，意为"心智紊乱"）和"环性心境障碍"（cyclothymia，意为"周期性的精神状态"）的诊断。二者的区别在于，在患者存在轻度欣快或易怒的时期时，应使用环性心境障碍这一诊断。

　　这些区别的重要之处在于它们会严重影响你所接受的治疗。在我担任精神科住院医生的第三年初，我的第一批门诊病人中有一名30多岁的男性曾被诊断为抑郁症和酒精滥用。他在因抑郁症长期住院后被允许出院。在他出院前，我在住院部见过他。他当时没有刮胡子，躺在一张沙发上。他的衣服上留有污渍，皱巴巴的。我们的谈话很简短，他的回答大多是一个字。几周后，在我为了他的第一次门诊预约去候诊室接他时，我没有认出他来，直接从他身边走了过去。当我叫他的名字时，一个仪表堂堂、衣着光鲜的年轻人站起来向我走来。我简直不敢相信他的外表会发生这么大的变化！

　　进入办公室后，他热情地向我诉说他现在感觉"很棒"，而

第一章 抑郁症不只是心境问题

且"上帝已经原谅了他所有的罪"。他在描述对未来的许多计划时语速很快。我很快就意识到他的语速、欣快和精力充沛是躁狂的症状。我们紧接着回顾了他自第一次发作以来的心境症状病程，发现他从十几岁起就一直在使用酒精和其他药物来控制躁狂症状。这导致他的医生开的都是抗抑郁药物，而不是他所需要的心境稳定剂。我意识到他是双相情感障碍患者，所以给他开了心境稳定剂，这样他就不会忍不住重新使用酒精和其他药物来控制症状。自从开始服用这些心境稳定剂，在我接下来和他接触的几年里，他的情绪一直非常稳定。

为了避免我在住院部的同事受到冤枉，我需要说明一下。在我治疗这位患者时，当时的精神病学家还没发现抗抑郁药物往往对双相抑郁症患者不起作用，甚至会使情况变得更糟糕[4]。**可能正是这种对抗抑郁药物的不同反应促使你阅读本书。你可能实际上是患有双相情感障碍，却没有意识到这一点。**

前面描述的这类患者是典型的双相谱系障碍（bipolar spectrum）患者[5]。这个概念背后的理念是，有一些双相情感障碍的变体不像Ⅰ型双相情感障碍那样符合"至少有一次全面的躁狂发作"的经典标准。因此，从第3版升级到第5版后，DSM纳入了Ⅱ型双相情感障碍的诊断[6]。由此可以推断，由于上面提到的患者在服用抗抑郁药时有过一次全面的躁狂发作，而且多年来也有过几次重度抑郁发作，所以他最后被诊断为双相情感障碍。

现在，我快速总结一下躁狂发作、轻躁狂发作、抑郁症、心

· 009 ·

境恶劣和环性心境障碍的诊断标准，希望这对你有所帮助[7]。

躁狂发作和轻躁狂发作

躁狂发作和轻躁狂发作的核心症状都是情绪高涨或易激惹。**在躁狂发作期间，除非病人住院治疗，否则心境的变化至少持续7天。在轻躁狂发作期间，心境的变化至少持续4天，并且严重程度不亚于明显损害功能或需要住院治疗。**（"轻"的意思是"低于"，轻躁狂是一种强度较低、持续时间较短的躁狂症）除了心境变化，DSM还规定，要构成躁狂发作和轻躁狂发作，患者情绪高涨期间须出现以下列表中七个伴随症状中的三个；如果心境为易激惹，则须出现七个伴随症状中的四个。**请记住：躁狂发作和轻躁狂发作的一个关键区别是，轻躁狂发作的严重程度要轻得多，并且不会实质性地损害患者的能力，患者能够表现出相当正常的功能。**正是因为这一点，专业人士很难在患者的人际关系和/或事业受到严重损害之前就做出诊断。患者会表现与性格不符的行为，但他们可以提供合理的理由，直到这些行为给他们带来爆炸性的灾难。

躁狂发作和轻躁狂发作的症状包括：

1. 滔滔不绝地讲话和/或难以打断

2. 对睡眠的需求减少

3. 思维奔逸

4. 容易分心

5. 目标导向的活动增加

6. 自尊心膨胀

7. 从事高风险活动

从这一症状清单中不难看出，为什么躁狂症状对患者的生活造成许多明显的损害，但往往是抑郁症状促使患者寻求治疗。

抑郁症、心境恶劣和环性心境障碍

重度抑郁症和心境恶劣的诊断类似，都以情绪低落为主要症状。此外，二者都至少伴随一些睡眠、食欲、精力和注意力方面的障碍。这些障碍被称为"植物性神经系统症状"（neurovegetative symptoms），因为它们都与自主神经系统（autonomic nervous system，也称植物性神经系统）有关。自主神经系统控制着某些身体功能，这些功能不需要意识参与就能实现。除了情绪低落，构成抑郁发作还需要患者有九种可能的植物性神经系统症状中的五种，并且这些症状至少持续2周。与轻躁狂发作（持续时间比躁狂症更短暂）不同的是，心境恶劣的症状持续2年；与重度抑郁症不同的是，有六种可能的植物性神经系统症状中的两种便可诊断为心境恶劣。

最后，DSM还包含环性心境障碍的诊断。DSM规定，环性心境障碍需要患者有至少两年的情绪波动，但症状的严重程度或持久性不足以被诊断为轻躁狂或重度抑郁症。

大多数患者都是在十几岁和二十几岁时患上心境障碍的，这使得情况变得更加复杂。考虑到心境障碍会以不同的方式影响一个人，而普通人在这段向成年过渡的时期里面临诸多转变和挑战，需要负起许多责任、作出许多选择，不难理解为什么患者常常会推迟寻求治疗，并且很容易被误诊。为了更容易地区分不同的心境障碍，表1.1列出了DSM-5中定义的主要心境障碍之间的主要区别。

表1.1 心境障碍的谱系范围

	双相Ⅰ型障碍	双相Ⅱ型障碍	抑郁症	心境恶劣	环性心境障碍
躁狂或轻躁狂	躁狂	轻躁狂	无	无	未符合轻躁狂或躁狂发作的诊断标准
重性抑郁发作	通常情况下有，但不是必需的	主要症状	至少发作一次	未符合抑郁发作的诊断标准	未符合抑郁发作的诊断标准

我的问题有可能是别的疾病导致的吗？

正如我前面提到的，患者的第一个情绪症状往往出现在十几岁和二十几岁的时候。在这一时期，其他类似抑郁症症状的状态也开始影响患者的生活。虽然抑郁可能不是主要症状，但一些精神疾病和医学疾病往往也使患者表现持续的悲伤和/或萎靡不振。更复杂的是，有些患者可能同时患有抑郁症和一种或多种其他精神疾病。可以伴随抑郁症出现的常见精神疾病有注意缺陷和多动障碍（attention deficit and hyperactivity disorder，ADHD）、人格障碍、焦虑症和慢性严重精神病性障碍，这些疾病既可能与悲伤有关，也可能与抑郁症同时发生。

鉴别疾病的一般原则是观察患者在不同时期和不同情境下的表现。比如，ADHD 是比较难与双相情感障碍区分开来的病症之一[8]。这两种障碍的患者都可能在儿童期发病，并且与轻躁狂有关的注意力不集中、多动和冲动看起来都非常像 ADHD 的症状。由于 ADHD 会对个人及其职业生活造成影响，患者也会在一段时间里出现明显的悲伤情绪。只有观察这些症状的纵向过程，并发现患者只在精力充沛、睡眠需求减少、情绪明显高涨的时期才出现多动和冲动，才可以将其诊断为双相情感障碍。

同样，人格障碍也很难与心境障碍区分开来。更棘手的是，有些患者同时患有人格障碍和心境障碍。人格障碍的特点是患者在不同的环境（如家庭、学校和工作场所）中对他人的感知和联系模式都是僵化且适应不良的。由于难以适应不同的环境,难以与人和谐相处,人格障碍患者的生活会充满挣扎。他们会因此在很长一段时间里感到烦躁、悲伤或失望。这些症状常常与心境障碍,特别是双相情感障碍的症状重叠[9]。人格障碍患者对药物治疗也没有反应,因此可能会被诊断为难治性抑郁症。有两种人格障碍尤其难以区分,那就是边缘型人格障碍和自恋型人格障碍。

边缘型人格障碍患者的特点是具有紧张不稳定的情绪、不稳定的人际关系、冲动和空虚感[10]。边缘型人格障碍患者的情绪波动大,并会通过自伤行为来回避难以承受的强烈情绪,这种症状类似于双相情感障碍中的情绪不稳定和高风险行为[11]。同样,自恋型人格障碍也特别难与双相情感障碍区别开来,因为双相情感障碍症状中的自命不凡与自恋者的高自尊心很容易混淆[12]。此外,自恋者适应不良的风格通常会导致他们内心产生长期而空虚的悲伤,这很容易与抑郁症的症状混淆。自恋者缺乏亲密和支持性的人际关系,这使其他人很难发现他们何时陷入困境。当急性应激源出现时,他们可能感到非常痛苦,可能表现为抑郁,并报告自身具有抑郁症状,但在被询问时,他们能够识别应激源,并通常报告他们的情绪在此之前是正常的。当被问及生活中其他更积极的方面时,自恋者的情绪通常会变得开朗。而如果他们的情绪没有变化,依旧感到悲伤,那么有必要另外将其诊断为抑郁症。

第一章 抑郁症不只是心境问题

急性悲痛是另一种生活情境,在这种情境下,人们可能会表现出非常像抑郁发作的症状。悲痛通常表现为对丧失的悲伤,并且通常伴随着睡眠中断和食欲减退。我们可以从以下两个方面区分悲伤和抑郁症。首先,悲伤明显与丧失有关,当有好事发生时,悲伤会显著减轻。其次,陷入悲伤的个体的自尊心通常不会改变。抑郁症患者往往认为自己是没有价值的,而悲伤的个体通常知道自己是因为失去了某个人或某件事物才感到难过。

有许多医学疾病可以伪装成心境障碍,这不在本书的讨论范围之内。但简单地说一句,如果你正在经历抑郁发作,那么你有必要去看家庭医生和心理健康医生。甲状腺激素水平降低、甲状腺功能减退以及贫血这些常见、可治疗的疾病很容易与抑郁症混淆。

由于双相情感障碍的治疗与抑郁症的治疗大不相同,患者的任何轻躁狂或躁狂迹象都应该由专业人员监测,以便在出现这些迹象时适当地调整治疗。在躁狂症状出现之前,提示抑郁发作可能代表双相情感障碍的一部分线索是,患者的情绪症状始于青春期甚至更早、患者有患双相情感障碍的亲属,或者患者在年轻时开始使用酒精和非法药物。因此,当一个具有上述任何特征的成年患者出现抑郁发作时,应当考虑其是否患有双相情感障碍,这样一来,做出诊断的精神科医生才更有可能对症下药[13]。

抑郁症的病因是什么？

大多数躯体疾病可以通过 X 射线或活检来查验。但迄今为止还没有任何可靠的实验室检测可以用来查验抑郁症等心境障碍。那么，我们如何确定抑郁症是一种真正的疾病呢？由于大脑内部相对难以接触，我们对抑郁症和其他基于大脑的精神疾病的理解在过去一直受到限制。大脑被包裹在颅骨中，如果仅仅为了研究就穿过颅骨对脑组织进行取样，这是非常不人道的。为了无创地研究大脑，神经科学不得不等待成像技术的发展，如计算机断层扫描（computerized tomography，CT）、正电子发射体层成像（positron emission tomography，PET 扫描）、磁共振成像（magnetic resonance imaging，MRI）和脑电图（electroencephalogram，EEG）。

在神经科学等待这些技术的发展时，精神病学只能利用现有的治疗和工具来理解心境障碍。结果，在不同时期，抑郁症被解释为根植于过去经历的无意识冲突、不充分的心理防御机制、儿童和主要监护人之间的气质不匹配，以及自我否定的自动化想法，等等[14]。虽然这些模型很好地解释了一些抑郁症患者的症状，我也确实遇到过与之相同的情况，但这些模型并没有解释心境障碍的生物学基础。

在最早的时候，临床医生注意到用于治疗其他疾病的药物的副作用，从而了解到大脑抑郁的可能原因。比如，临床医生发现降压药利血平（reserpine）和普萘洛尔（propranolol）会影响情绪[15]。利血平会减少大脑中关键神经递质的数量，包括5-羟色胺（serotonin）、去甲肾上腺素（norepinephrine）和多巴胺（dopamine），而这些神经递质对情绪的调节都起重要作用。普萘洛尔的作用机制稍有不同，它阻止去甲肾上腺素与大脑中受体的相互作用，导致大脑无法充分利用身体产生的去甲肾上腺素来维持正常情绪。据临床医生观察，这两种药物的共同点在于，它们都使大脑中去甲肾上腺素、5-羟色胺和多巴胺的活性降低，导致服药者罹患抑郁症的风险增加。

与上述药物相对，增加这些神经递质活性的药物可以改善抑郁症。异丙烟肼（iproniazid）是第一个被开发出来的抗抑郁药物，它最初用于治疗结核病[16]。后来，临床医生注意到，抑郁症患者在服用异丙烟肼后情绪有所改善。临床医生认为，异丙烟肼阻断了神经递质的分解，从而提高它们在大脑中的活性，因此发挥作用。丙米嗪（imipramine）是三环类抗抑郁药的第一个品种，它最初是作为抗精神病药物被开发的。结果，它未能治疗精神病，而是改善了患者的抑郁情绪[17]。丙米嗪能阻断限制神经递质与受体相互作用的泵，从而发挥抗抑郁的作用。随着受体更长时间地接触到这些重要的化学信号物质，患者的大脑能够摆脱抑郁症。这两类药物的净效应是增加了这些神经递质在其受体上的活性。

最近人们发现了氯胺酮的抗抑郁作用，这是抗抑郁药物领域的又一个重大进展。氯胺酮在20世纪50年代就已经出现了，当时它被用作麻醉剂。本书关于氯胺酮的章节描述了临床医生在治疗心境障碍的过程中,最终如何将关注点从 5-羟色胺、去甲肾上腺素和多巴胺转向谷氨酸系统(谷氨酸是一种兴奋性神经递质,即它具有刺激性)。这一转变加快了对难治性抑郁症患者有效的速效药物的研发。

从推动治疗创新这一更宏观的角度来看,这些药物在三个方面促进了我们对抑郁症和心境障碍的理解。首先,这些药物证明了抑郁症不是一种性格缺陷,而是一种可以用药物治疗的生理疾病。其次,通过动物研究,我们能够在分子水平上了解这些药物的影响,这反过来又帮助研究人员建立模型来解释患者为什么会变得抑郁。最后,这些药物提供了一个模板,让我们可以以此为基础研发其他结构类似的药物。在美国,随着对抑郁症生理学基础的了解加深,至少有四种单胺氧化酶抑制剂类抗抑郁药物和六种三环类抗抑郁药物已经投入使用。后来出现的药物都是基于已有药物的化学结构改进而成的,它们被制造出来以提高疗效和减少副作用。

我们很难形容这些药物带来了多么巨大的变化,以及对患者的健康多么重要。许多生命得救了!遗憾的是,在这些抗抑郁药物出现之前,精神分析学家并不相信神经递质方面的问题是抑郁症的原因所在。在 20 世纪 80 年代和 90 年代,人们从用精神分析思维探究抑郁症的病因转变到从神经递质的角度对此加以审视,这一转变引起了剧烈的动荡。在这场斗争达到巅峰时,几位著名的精神分析学家在短时间内被解雇，然后被所在的国家顶级精神病学教学机构的保安赶了出去，而且精神药理学成了治疗的重点。幸运的是，钟摆又回到中间，人们意识到将这些方法组合使用通常是最有效的。我很高兴看到这么大的变化发生，以及我们在精神病学领域能够帮助更多的人。

从神经递质到脑回路

尽管神经科学家早就意识到神经递质是大脑回路的一部分，但情绪回路在抑郁症中发生故障这一想法的出现同样是一个重大进展。从家庭中心境障碍的遗传学研究的角度来理解心境障碍能使这一想法更容易接受。抑郁症患者的亲属患有心境障碍的可能性是其他人的3.6倍。对双胞胎的研究也揭示了一些重要信息。在同卵双胞胎中，两个人都患有心境障碍的情况占60%；在异卵双胞胎（也就是说，二人不是来自同一个卵子，因此基因不完全相同）中，两个人都患有心境障碍的情况只占12%[18]。抑郁症患者的亲属患心境障碍的风险也有所增加，这一发现有力地支持了心境障碍具有生物学基础的观点。

在建立目前的心境障碍模型的过程中遇到的难题有很大一部分来自脑成像研究。二者都对ECT和TMS/rTMS治疗产生了重大影响，这一点我们将在后面的章节中予以讨论。

大多数研究使用 CT、PET 或 MRI 三种扫描仪中的一种。CT 是最早发展出来的脑成像技术之一,可以对大脑结构进行详细的三维观察。20 世纪 80 年代初,约翰斯·霍普金斯大学(Johns Hopkins University)和马里兰大学(University of Maryland)的罗伯特·罗宾逊博士(Dr. Robert Robinson)及其同事观察到,相比于大脑其他区域的中风,大脑左额叶区域的中风与抑郁症风险提高的相关程度更高[19]。20 世纪 90 年代,在以上发现的基础上,约翰斯·霍普金斯大学和多伦多大学(University of Toronto)的海伦·梅伯格博士(Dr. Helen Mayberg)及其同事利用 PET 证明了,情绪和抑郁症是由大脑中几个共同作用的区域作为一个回路来控制的[20]。利用 MRI 技术,这项有关抑郁症的观点进一步得到完善。MRI 可用于拍摄大脑结构的高分辨率照片,并观察血流的变化。血流成像技术已用于绘制详细的大脑回路或动态网络图。用这些方式对抑郁症患者的大脑进行成像得出的图像,与临床上看到的各种症状是相符的。

简而言之,结论是,抑郁症和心境障碍是基于脑回路功能改变的疾病。我们倾向于认为大脑很特别,因为它是我们思想和感觉的来源,但请暂时将其视为身体的一个器官。当器官受到严重疾病的损害时,我们需要接受治疗才能恢复健康。如果你知道自己有心脏病,你会非常担心,并会严肃对待这一疾病。最重要的是,你会得到关心你的人的支持,而抑郁症患者经常得不到支持。他们可能没有精力去寻求治疗或与身边的人讨论他们的症状。

在当今的繁忙世界里，人们很容易忽略抑郁症患者悄无声息的退缩表现。另外，由于对精神疾病的病耻感仍然存在，抑郁症患者可能会感到尴尬，并试图隐藏自己的症状。在一些电视广告中，人们会在明显需要帮助的情况下拒绝接受帮助；还有一些广告中，人们戴着笑脸面具以表现自己很开心，以此隐藏自己的抑郁。这些都很好地表现了什么是病耻感。另外，就像萨尔瓦的情况一样，抑郁症患者甚至可能没有意识到自己患有抑郁症。这与上文列举的心脏病例子形成了鲜明对比。心脏病也会在患者不知不觉中悄悄来临，但是只要出现症状，患者往往会将其归咎于工作太辛苦和压力太大。心脏病患者一般得到的是支持，而不是评判。希望有一天，抑郁症患者能够与患有影响其他器官的疾病的人们一样得到理解与支持。在此之前，对我们来说至关重要的是让尽可能多的人了解抑郁症的早期症状，并帮助抑郁症患者获得需要的帮助。

参考文献

[1] Alan M. Gruenberg and Reed D. Goldstein, "Depressive Disorders", in *Psychiatry*, ed., A. Tasman, J. Kay, and J. A. Lieberman, 990–1019 (Philadelphia: W. B. Saunders, 1987).

[2] Brittany Mason, E. Brown, and Paul Croarkin, "Historical Underpinnings of

Bipolar Disorder Diagnostic Criteria", *Behavioral Sciences* 6, no. 3 (2016): 14, doi:10.3390/ bs6030014; American Psychiatry Association, "DSM History", accessed July 13, 2022, https://www.psychiatry.org/psychiatrists/practice/dsm/history-of-the-dsm.

[3] American Psychiatric Association, *Diagnostic and Statistical Manual of Mental Disorders*, 5th ed. (Arlington, VA: American Psychiatric Association, 2013).

[4] Lakshmi N. Yatham, Sidney H. Kennedy, Sagar V. Parikh, Ayal Schaffer, David J. Bond, Benicio N. Frey, Verinder Sharma, et al., "Canadian Network for Mood and Anxiety Treatments (CANMAT) and International Society for Bipolar Disorders (ISBD) 2018 Guidelines for the Management of Patients with Bipolar Disorder", *Bipolar Disorders* 20, no. 2 (2018): 97–170, doi:10.1111/bdi.12609.

[5] Alessandro Cuomo, Andrea Aguglia, Eugenio Aguglia, Simone Bolognesi, Arianna Goracci, Giuseppe Maina, Ludovico Mineo, Paola Rucci, Silvia Sillari, and Andrea Fagiolini, "Mood Spectrum Symptoms during a Major Depressive Episode: Differences between 145 Patients with Bipolar Disorder and 155 Patients with Major Depressive Disorder; Arguments for a Dimensional Approach", *Bipolar Disorders* (2019), doi:10.1111/bdi.12855; Eduard Vieta, Estela Salagre, Iria Grande, Andre F. Carvalho, Brisa S. Fernandes, Michael Berk, Boris Birmaher, Mauricio Tohen, and Trisha Suppes, "Early Intervention in Bipolar Disorder", *American Journal of Psychiatry* 175, no. 5 (2018), https://doi.org/10.1176/appi.ajp.2017.17090972.

[6] Mason, Brown, and Croarkin, "Historical Underpinnings of Bipolar Disorder Diagnostic Criteria."

[7] American Psychiatric Association, *Diagnostic and Statistical Manual of Mental Disorders*, 5th ed.

[8] Ciro Marangoni, Lavinia De Chiara, and Gianni L. Faedda, "Bipolar Disorder and ADHD: Comorbidity and Diagnostic Distinctions", *Current Psychiatry Reports* 17, no. 8 (2015): 67, doi:10.1007/s11920-015-0604-y.

[9] Alexander H. Fan and Joseph Hassell, "Bipolar Disorder and Comorbid Personality Psychopathology: A Review of the Literature", *Journal of Clinical Psychiatry* 69, no. 11 (2008): 1794–803, doi:10.4088/jcp.v69n1115; Joel Paris and Donald W. Black, "Borderline Personality Disorder and Bipolar Disorder",

Journal of Nervous and Mental Disease 203, no. 1 (2015): 3–7, doi:10.1097/nmd.0000000000000225.

[10] American Psychiatric Association, *Diagnostic and Statistical Manual of Mental Disorders*, 5th ed.

[11] Paris and Black, "Borderline Personality Disorder and Bipolar Disorder."

[12] Eve Caligor, Kenneth N. Levy, and Frank E. Yeomans, "Narcissistic Personality Disorder: Diagnostic and Clinical Challenges", *American Journal of Psychiatry* 172, no. 5 (2015): 415–22, doi:10.1176/appi.ajp.2014.14060723.

[13] Vieta et al., "Early Intervention in Bipolar Disorder."

[14] Patrick Luyten and Sidney J. Blatt, "Psychodynamic Treatment of Depression", *Psychiatric Clinics of North America* 35, no. 1 (2012): 111–29, doi:10.1016/ j.psc.2012.01.001.

[15] "Reserpine", MedlinePlus, accessed July 22, 2022, https://medlineplus.gov/druginfo/meds/a601107.html; Gonzalo A. Aillon, "Biochemistry of Affective Disorders", *Psychosomatics* 12, no. 4 (1971): 260–72, doi:10.1016/s0033-3182(71)71517-5; Jennifer J. G. Steffensmeier, Michael E. Ernst, Michael Kelly, and Arthur J. Hartz, "Do Randomized Controlled Trials Always Trump Case Reports? A Second Look at Propranolol and Depression", *Pharmacotherapy: The Journal of Human Pharmacology and Drug Therapy* 26, no. 2 (2006): 162–67, doi:10.1592/phco.26.2.162.

[16] M. B. Keller and R. J. Boland, *Antidepressants in Psychiatry*, ed. A. Tasman, J. Kay, and J. A. Lieberman (Philadelphia: W. B. Saunders, 1997).

[17] Keller and Boland, *Antidepressants in Psychiatry*.

[18] Kathleen Merikangas and Nancy C. P. Low, "The Epidemiology of Mood Disorders", *Current Psychiatry Reports* 6, no. 6 (2004): 411–21, doi:10.1007/s11920-004-0004-1.

[19] Robert G. Robinson, Kenneth L. Kubos, Lyn Book Starr, Krishna Rao, and Thomas R. Price, "Mood Disorders in Stroke Patients: Importance of Location of Lesion", *Brain* 107, no. 1 (1984): 81–93, doi:10.1093/brain/107.1.81.

[20] Helen S. Mayberg, "Positron Emission Tomography Imaging in Depression: A Neural Systems Perspective", *Neuroimaging Clinics of North America* 13, no. 4 (2003): 805–15, doi:10.1016/s1052-5149(03)00104-7.

第二章
宜早不宜迟：早期治疗的重要性

本章关键点

- 抑郁症会对患者产生重大影响。
  - 抑郁症导致的社会隔离会对患者的整体幸福感产生长期影响。
  - 注意力不集中和抑郁症的其他影响会对患者职业发展和收入产生负面影响。
  - 在抑郁发作期间，活动的减少和体重的变化会引起生理上的变化，从而导致慢性疾病。
- 抑郁症导致的身体变化会影响大脑健康，特别是执

第二章　宜早不宜迟：早期治疗的重要性

行功能和感知（比如察觉某段记忆是消极还是积极）。
- 尽早获得有效治疗对患者的长期健康和福祉至关重要。

如果你患有抑郁症，就会知道它会让人有多痛苦。抑郁症几乎会对你生活的所有方面产生负面影响。它使你的自我认知变得消沉，夺走自我实现的动力和自信。它让你没有精力维持重要的人际关系，使其疏远甚至消失。最后就连去工作对你都是一种挣扎。抑郁症患者往往无法工作，最终失业或者失去劳动能力。当你抑郁发作而需要住院治疗时，你的职业生涯将不再前进，而是停滞不前甚至倒退。同时，因为你很难得到锻炼的动力，所以你的身体健康也会受到影响。最重要的是，抑郁症不利于大脑的长期健康。

单次抑郁发作就足以对大脑造成长期的损害。然而，抑郁症往往是一种复发性疾病。如果你有过一次抑郁发作，那么再次发作的概率大约为50%。如果有3次或3次以上抑郁发作，再次发作风险会上升至90%甚至更高[1]。但是，大脑可能需要9个月到1年的时间才能从一次急性抑郁发作中完全恢复[2]。这一点很关键，因为患者很容易一感觉有所好转就立即停止治疗。但是，停止治疗会增加抑郁症复发的风险，也可能使发作持续时间变得更长。

随着时间的推移，我们对抑郁症的看法已有所改变。之前我们认为它是一种间歇性发作的障碍，这意味着两次独立的发作之间存在完全恢复期。现在我们则将抑郁视为一种纵向病程，每次发作产生的影响会不断累积。这种观念上的转变，让人们对延误治疗或者无效治疗带给人身体和大脑健康的影响有了新的理解。抑郁症单次发作的时间越长，失效的抗抑郁药物就越多，抑郁症就变得越根深蒂固，下次发作时患者的大脑功能也就越容易受损。这会带来致命的后果——抑郁症会对患者的自尊、人际关系、身体健康和职业生涯产生连带损害，并且这种损害在之后的发作中往往会不断累积。

我知道有关抑郁症复发的统计结果可能会令人沮丧。如果你患有抑郁症，你可能已经意识到这些数字反映的情况。幸运的是，事实已经证明**有效的治疗**可以降低复发的风险[3]。而治疗的挑战在于抛开病耻感，不再否认事实，**立即**寻求帮助。如果你觉得目前接受的治疗方案效果不佳，不要犹豫，立即寻求其他的治疗方案[4]。这一章将聚焦为什么**在意识到自己患有抑郁症时就及时、尽早开始治疗**，以及一旦病情好转就制订一个保持健康的计划非常重要。

治好抑郁症，其他问题不就都解决了吗？

总体而言，对于本节标题这个问题的答案是否定的。想要有效治疗心境障碍，我们需要关注个体在生活中受疾病负面影响的

第二章　宜早不宜迟：早期治疗的重要性

各个方面。正如你所知，对抑郁症患者来说就连保持个人卫生、照顾好自己都是很困难的，更不用谈实现自我发展了。因此，患者的个人形象会大打折扣，甚至难以恢复。可以想象，研究抑郁症对个体的日常生活造成的影响并不容易。一种普遍的研究方法是衡量患者的生活质量[5]。生活质量表可以反映人们对于自身人际关系、事业、工作能力、经济状况和休闲生活的满意程度以及被试的整体幸福感。因为这些量表的数据都源于被试对于自身情况的感知，所以它们可以用来衡量被试对自我形象的认知程度，并间接地测量他们的自尊心。

在一项针对在社区医院门诊寻求治疗的抑郁症患者的研究中，来自加州大学洛杉矶分校（University of California, Los Angeles, UCLA）的瓦吉·伊斯哈克博士（Dr. Waguih IsHak）及其团队发现，抑郁症患者的生活质量表的得分基本上只有对照组的一半[6]。同样，高克明博士（Dr. Keming Gao）及其同事在另一组患有单相抑郁症和双相抑郁症的实验对象中进一步研究了这个问题[7]。这些研究人员发现，实验对象不抑郁时的生活质量处在"正常范围"中的较低水平。而当受试者出现轻度抑郁症状时，他们的生活质量就会出现具有统计学意义的显著下降。这些发现值得关注，因为大量接受抑郁治疗的患者都报告自己有慢性轻度抑郁症状。这些研究人员还指出了患者生活中会受到抑郁影响的众多方面，以及（最重要的是）不满足和苦恼会使抑郁的程度加深。这是一个恶性循环。

社会支持对情绪和自尊有很大影响。饱受抑郁症困扰的人群往往缺乏亲密性关系和支持性关系，社交网络也相对小。目前我们还不能确定哪种情况先出现。研究表明，孤独会提高患抑郁症的风险，而感受到强有力的支持可以预防抑郁症发作[8]。不幸的是，抑郁症会使个体的自尊心下降，令其失去参与日常活动的兴趣和动力，从而使其疏远家人和朋友。从认知行为学的角度来看，抑郁个体的负性自动思维越根深蒂固，个体就越容易长时间陷入低落的情绪。荷兰研究者的一项关于抑郁症与焦虑症研究在调查了2981名被试后发现，与没有精神疾病的人群相比，单相抑郁症患者的社交圈更小，参与的社会活动更少，社会支持更稀缺并且孤独感更强[9]。如你所料，共病抑郁症和焦虑症（这个组合相对常见）的患者社会功能往往较差。所以，如果你发现自己在抑郁发作期间或者发作之后感到孤独、孤立无援，那么你要知道这并不能代表你的本质。这是抑郁发作的症状，也是需要与治疗师共同攻克的难题。

我比较害羞：社交真的很重要吗？

如果你是害羞、内向或不善于社交的人，你会想确定合理的社会联结水平，并解决在实现这一目标时遇到的一切挑战。我之所以强调这一点，是因为孤独会与抑郁带来的悲观和停滞结合，

第二章 宜早不宜迟：早期治疗的重要性

形成一种消极的反馈回路，导致恶性循环。对某些人来说，这种恶性循环可能会导致自杀。实际上，更强的社会联结可以挽救生命。朱莉安·霍尔特-伦斯塔德博士（Dr. Julianne Holt-Lunstad）及其同事回顾了148项关于社会关系对死亡率影响的研究[10]。他们发现，更紧密的社会联结能使患者的生存率提高50%。相比之下，缺乏具有支持性的社会关系提高了患者早亡的风险，其危险程度甚至与吸烟、酗酒和过度肥胖相当。我们可以从这些研究中得到以下启发——**拥有或重建一个支持性的社会网络对个体的健康至关重要**。

还记得第一章提到的萨尔瓦吗？为了更具体地说明这个概念，让我们回顾一下她的情况。萨尔瓦已经25岁了。大学毕业后，她和她的伴侣搬到了明尼阿波利斯（Minneapolis），从事他们都喜欢的工作。他们通过工作和彼此的人际关系拥有了一群忠实的朋友，萨尔瓦还继续与家里和大学里的好朋友保持联系。大约搬家1年后，萨尔瓦觉得自己已经好转了许多，便停止服用抗抑郁药物，并减少了治疗次数。在接下来的2年里，一切都很顺利。第3年的秋天，情况开始有了变化。

起初，萨尔瓦注意到自己会失眠，并且在早上有点儿难以开启新一天的生活。虽然生活中发生了许多美好的事情，但她没有发自内心地开心。她发现，比起和朋友聚会，她更喜欢安静地待在家里。萨尔瓦的伴侣说她似乎比平时更安静，对此萨尔瓦表示了歉意，并努力加强与他人的互动。

起初她能够更多地与伴侣和朋友待在一起，但很快又逐渐疏远他们，变得安静。由于拒绝了很多聚会邀请，她发现朋友们不再邀请她了。她还注意到，伴侣开始跟朋友一起做更多的事情，而她没有参与其中。萨尔瓦的母亲听了她的电话倾诉后怀疑她又陷入了抑郁症，便敦促她寻求治疗。起初，萨尔瓦拒绝接受治疗，但当她意识到人们似乎正在疏远她，并且她的工作表现也受到了影响时，她同意了。经过大约1个月的治疗，萨尔瓦开始感觉好多了，并尝试重新融入社会。但是，在萨尔瓦的伴侣决定结束他们的关系，并开始与在萨尔瓦抑郁和退缩时认识的人约会时，她崩溃了。萨尔瓦还发现，在告诉朋友们这些事情时，他们表示同情，但很少有人真正花时间当面给予支持。萨尔瓦的心境虽然改善了，却时常感到孤独和被背叛。大约有1年的时间，她沉浸在失去伴侣的悲伤中。对她来说，重建社交网络变得更具挑战性，因为她的很多朋友也是她前男友的朋友，而且这些朋友在她抑郁时离开了她，这让她感到非常受伤。经过不懈努力，她结交了一群新的好朋友。萨尔瓦认为，如果她再次患上抑郁症，这些朋友可能会给她支持。

抑郁症确实会对患者的职业生涯造成影响

正如你可能从个人经历中了解到的那样，抑郁症会对患者

第二章 宜早不宜迟：早期治疗的重要性

的职业生涯产生显著的负面影响。在你与抑郁症作斗争时，即使是最支持你的老板也很难持续鼓励、认可你的表现。在抑郁症反复发作时，你会有一段时间在工作中表现得与往常不同。在发作期间，你可能会比平时更加孤僻，更少与人互动。你可能错过会议，或者犯一些在情绪良好时通常不会犯的低级错误。即使没有被公开讨论，大家也会注意到你的变化，并且这会影响有关加薪、奖金和裁员的决定。多年来，我见过一些因抑郁症而在事业上挣扎的患者，他们想出了一些创造性的生存方法。大多数患者的办法是把生活成本降至最低，但有些患者也转而从事强度较低的工作，或者选择临时工作或自由职业，这样他们就可以在身体不适时不工作。

通常情况下，作出这些职业调整后，患者的收入会减少，也会因达不到本可以取得的成就而感到挫败。芭芭拉·比亚西（Barbara Biasi）及同事在丹麦研究了精神疾病对患者收入的影响[11]，她的研究与我的这些临床经验不谋而合。他们发现，单相抑郁症患者在确诊后收入减少了20%。同样，双相情感障碍患者在确诊后收入减少了25%，并且跌入收入最低的10%阶层的风险增加了120%。值得欣慰的一点是，他们致力于研究治疗对限制收入损失的积极作用。他们研究了锂盐（lithium）对双相情感障碍的影响，发现锂盐治疗使患者收入下降的幅度降低了1/3。就此而言，锂盐治疗帮助了许多双相情感障碍患者，但也有相当一部分患者没有从中受益或忍受不了这种疗法。随着更有效的治疗方法发展出来，我们有希望进一步降低并最终消除精神疾病给个人和社会带来的经济成本以及社会成本。如果你因抑郁症对职业生涯的影响而感到失望，请记住，治疗方法在不断进步，所以希望还是存在的，也请继续阅读下去。

我是如何变得身材走样的？

抑郁症对患者的职业和社会网络都会产生影响，这些影响清楚地表明，我们需要一种快速且多管齐下的治疗方法。抑郁症还会导致一些身体变化，这使得这一需求变得更加迫切。食欲紊乱是抑郁症的特征之一，即患者经常厌食或暴食。

虽然有些人可能认为食欲下降导致的体重下降是抑郁症的一个"好"症状，但事实并非如此。计划外的体重下降会严重影响身体和长期健康，因为这损失的主要是蛋白质和肌肉质量[12]。再加上重度抑郁症患者缺乏活动，这会导致他们的核心肌肉群失去力量。在年轻人中，这可能导致体能丧失或身体机能下降，需要患者努力锻炼才能恢复[13]。在老年人身上，抑郁症引起的体重减轻对肌肉和力量也有类似的影响，但因为通常他们原本的身体状态就比较差，所以体重减轻会对他们的活动能力产生更大的影响，使他们更容易跌倒和骨折。即使没有因跌倒而骨折，老年抑郁症患者也会因此感到焦虑，害怕未来跌倒。这可能导致他们

第二章　宜早不宜迟：早期治疗的重要性

走得更慢、更谨慎。但实际上这样走路会使他们更容易跌倒，甚至使他们因过于害怕跌倒而无法独立生活。同时老年抑郁症患者也缺乏支持伤口正常愈合的营养储备。营养持续处于最低水平，在严重的情况下，会导致患者心律失常，甚至心力衰竭。

另外，有些抑郁症患者的食欲会增加，而不是下降。更糟糕的是，我们用来治疗抑郁症的许多药物都会导致食欲增加，并减缓新陈代谢[14]。我最近在社交媒体上看到的一个帖子是这样写的："他们让我服用治疗抑郁症的药物。当我开始发胖时，他们告诉我要间歇性地挨饿并进行高强度锻炼！我做不到，结果体重增加了14千克。"即使药物有效地治疗了抑郁症，其代谢副作用也会严重影响患者的健康和自尊。

如你所知，抑郁症患者在抑郁发作期间往往比不抑郁时更迟钝。再加上食欲的变化和药物的影响，患者的体重会明显增加[15]。脂肪或脂肪组织容易堆积在腹部，而腹部脂肪在调节身体对胰岛素的反应方面发挥着作用，并能引发大脑和身体中炎症分子增加[16]。这会影响学习和记忆，以及——你应该猜到了——情绪。我们将在后面的章节中讨论目前学界对于体重增加如何加剧抑郁症的看法。但可以先说明的是，从长远来看，体重增加和由此产生的慢性炎症会导致流向大脑的血液减少，损害情绪回路的关键部分，从而使抑郁症恶化。

运动真的能治疗抑郁症吗?

虽然我不想承认这一点,但所有在电视上兜售运动器材的人都说对了一件事:运动的确是有益的,尤其是在抑郁的时候。我们将在后面的章节中更详细地讨论运动促进抑郁症缓解的机制,但我先快速谈谈重点。定期锻炼会导致生长因子的释放,从而增加情绪回路中积极联结的强度。定期锻炼还能增加外周脂肪中蛋白质的释放,从而减少炎症和其他肥胖带来的负面影响。还有,定期锻炼会提高大脑中的 5-羟色胺水平[17]。当个体停止运动时,其体内这些有益分子的水平会下降。如果个体患有抑郁症,停止运动将引发一个分子级联反应,使其情绪变得更糟。此外,在停止运动时,个体的身体机能很快就会减退,使其更难进行足够的锻炼以快速逆转这些变化。对老年患者来说,久坐会增加跌倒的风险,并使其丧失活动能力和独立性。上了年纪的患者在抑郁发作后重塑身体机能更加困难。我们越发迫切地需要快速和全面的治疗方法。

抑郁症一定会随着年龄增长加重吗?

随着时间推移,由抑郁症引起的社会、心理和身体压力会对大脑本身造成损害,这反过来又会使抑郁症恶化。解决这些问题

第二章 宜早不宜迟：早期治疗的重要性

的方向是尽量减少它们对大脑健康和功能的影响。

要想摆脱抑郁心境，我们需要成功整合几个大脑功能和几个大脑区域。高分辨率的大脑扫描发现，与健康被试的大脑结构和功能相比，心境障碍患者的大脑结构和功能有所不同。利用功能性大脑扫描对不同脑区的活动进行成像的结果显示，心境障碍患者情绪回路的调节能力下降；而结构性大脑扫描显示，患者调节这些功能的结构的体积相应减少。简而言之，患者对环境进行负面解读（例如，在特定情境下只看到问题，而没有看到潜在的解决方案或其积极方面）的脑区往往过度活跃。同时，患者脑中整合与缓和这些负面输入的脑区往往不活跃，这使他们无法将困难放到情境中并想象如何解决这些困难[18]。为了更好地说明这些观点，我们将看看心境障碍对杏仁核和前额叶皮层这两个不同脑区的大脑成像结果的影响。

杏仁核是情绪回路的重要组成部分。它在大脑中的作用是翻译从外围传来的信息，并决定是否将其视为消极或危险的信息。你是真的处于危险之中，还是因同事对你工作质量的批评反应过激？杏仁核会帮你作出判断。

研究表明，在抑郁发作期间，杏仁核中与负面刺激有关的部分更加活跃[19]。这一观察结果在意料之中，因为杏仁核天生偏向负面信息，以及在抑郁状态下表现出的悲观情绪。然而，值得注意的是，杏仁核并没有整合许多需要由大脑处理的刺激信号。背外侧前额叶皮层（dorsolateral prefrontal cortex，DLPFC）既是前额叶皮层的一个区域，也是大脑的一部分，负责分类和综合来自许多大脑区域的输入，然后决定行动方案[20]。由于这一区域在人类行为中起核心作用，研究者已经使用结构和功能成像技术对其进行了深入研究。已经有研究者使用高分辨率的MRI，比较了单相和双相抑郁症患者的大脑和健康对照组的大脑。结果显示，患者的前额叶皮层在抑郁发作期间一直处于不活跃状态，并在有效治疗后恢复正常[21]。

将抑郁发作期间这两个大脑区域的活动结合起来，就可以形成一个非常精简的抑郁症模型。杏仁核在检测威胁和其他负面刺激方面起着重要作用。杏仁核过度活跃时会抑制不活跃的前额叶皮层，使其无法使用积极的机制平衡杏仁核的活动[22]。因此，情绪网络会给个体传达"你感到抑郁"的信息。

虽然这个模型似乎解释得通，但大脑比我所描述的复杂得多，并且还有其他几个脑区已被确定在心境障碍中发挥重要作用。其中一个脑区是海马体，它与记忆和学习有关。普遍认为，在大脑辨认记忆是积极还是消极的过程中，海马体会对杏仁核的消极输入起到积极的制衡作用[23]。海马体也很有趣，因为它是少数几个保持可塑性的大脑区域之一。可塑性，是指大脑区域根据功能需求生长新联结并改变其结构的能力。一些研究发现，抑郁症与海马体体积减小以及海马体可塑性降低有关，这一发现与抑郁症患者DLPFC的积极输入减少相符。抑郁症带来的社会隔离和炎症会加剧这种情况，因为二者都会使进入大脑的积极信息

第二章　宜早不宜迟：早期治疗的重要性

数量减少，并进一步降低可塑性。令人欣慰的是，包括 ECT、氯胺酮和 TMS/rTMS 在内的抗抑郁疗法可以增加海马体的活动和体积[24]。

下一章我将介绍更多有关治疗的详细信息，还将讨论在治疗无效时该怎么做。在本书第二编，我将介绍三种非常有效的治疗方法。这些方法在一线治疗方案无效时使用，并且已经挽救了许多生命，帮助许多遭受重度抑郁发作的患者重建了生活。

参考文献

[1] M. Guenberg and R. D. Goldstein, *Depressive Disorders in Psychiatry*, ed. A. Tasman, J. Kay, and J. A. Lieberman (Philadelphia: W. B. Saunders, 1997); American Psychiatric Association, *Diagnostic and Statistical Manual of Mental Disorders*, 4th ed., text revision (Washington, DC: American Psychiatric Association, 2000).

[2] Guenberg and Goldstein, *Depressive Disorders in Psychiatry*.

[3] E. S. Paykel, "Partial Remission, Residual Symptoms, and Relapse in Depression", *Dialogues in Clinical Neuroscience* 10, no. 4 (2008): 431–37, doi:10.31887/dcns.2008.10.4/espaykel.

[4] Alice Caldiroli, Enrico Capuzzi, Ilaria Tagliabue, Martina Capellazzi, Matteo Marcatili, Francesco Mucci, Fabrizia Colmegna, Massimo Clerici, Massimiliano Buoli, and Antonios Dakanalis, "Augmentative Pharmacological Strategies in Treatment-Resistant Major Depression: A Comprehensive Review", *International Journal of Molecular Sciences* 22, no. 23 (2021): 13070, doi:10.3390/ijms222313070.

[5] Spyros Kolovos, Annet Kleiboer, and Pim Cuijpers, "Effect of Psychotherapy

for Depression on Quality of Life: Meta-Analysis", *British Journal of Psychiatry* 209, no. 6 (2016): 460–68, doi:10.1192/bjp.bp.115.175059.

[6] Waguih Ishak, Konstantin Balayan, Catherine Bresee, Jared Greenberg, Hala Fakhry, Scott Christensen, and Mark Rapaport, "A Descriptive Analysis of Quality of Life Using Patient-Reported Measures in Major Depressive Disorder in a Naturalistic Outpatient Setting", *Quality of Life Research* 22, no. 3 (2013): 585–96, doi:10.1007/s11136-012-0187-6.

[7] Keming Gao, Meilei Su, Jennifer Sweet, and Joseph R. Calabrese, "Correlation between Depression/Anxiety Symptom Severity and Quality of Life in Patients with Major Depressive Disorder or Bipolar Disorder", *Journal of Affective Disorders* 244 (2018): 9–15, doi:10.1016/j.jad.2018.09.063.

[8] Ziggi Ivan Santini, Ai Koyanagi, Stefanos Tyrovolas, Catherine Mason, and Josep Maria Haro, "The Association between Social Relationships and Depression: A Systematic Review", *Journal of Affective Disorders* 175 (2015): 53–65, doi:10.1016/j.jad.2014.12.049; John T. Cacioppo, Mary Elizabeth Hughes, Linda J. Waite, Louise C. Hawkley, and Ronald A. Thisted, "Loneliness as a Specific Risk Factor for Depressive Symptoms: Cross-Sectional and Longitudinal Analyses", *Psychology and Aging* 21, no. 1 (2006): 140–51, doi:10.1037/0882-7974.21.1.140; I. M. J. Saris, M. Aghajani, S. J. A. Werff, N. J. A. Wee, and B. W. J. H. Penninx, "Social Functioning in Patients with Depressive and Anxiety Disorders", *Acta Psychiatrica Scandinavica* 136, no. 4 (2017): 352–61, doi:10.1111/acps.12774.

[9] Saris et al., "Social Functioning in Patients with Depressive and Anxiety Disorders", 352–61.

[10] Julianne Holt-Lunstad, Timothy B. Smith, and J. Bradley Layton, "Social Relationships and Mortality Risk: A Meta-Analytic Review", *PLoS Medicine* 7, no. 7 (2010): e1000316, doi:10.1371/journal.pmed.1000316.

[11] Barbara Biasi, Michael S. Dahl, and Petra Moser, "Career Effects of Mental Health", BarbaraBiasi.com, December 30, 2020, www.barbarabiasi.com/uploads/1/0/1/2/101280322/biasidahlmoser_mentalhealth.pdf.

[12] M. Weck, S. Fischer, M. Hanefeld, W. Leonhardt, U. Julius, W. Gräser, B. Schneider, and H. Haller, "Loss of Fat, Water, and Protein during Very Low

Calorie Diets and Complete Starvation", *Klinische Wochenschrift* 65, no. 23 (1987): 1142–50, doi:10.1007/bf01734837.

[13] Dean Ornish, *The Spectrum* (New York: Ballantine Books, 2007).

[14] Alessandro Serretti and Laura Mandelli, "Antidepressants and Body Weight: A Comprehensive Review and Meta-Analysis", *Journal of Clinical Psychiatry* 71, no. 10 (2010): 1259–72, doi:10.4088/jcp.09r05346blu.

[15] Serretti and Mandelli, "Antidepressants and Body Weight", 1259–72.

[16] Julieta Schachter, Jan Martel, Chuan-Sheng Lin, Chih-Jung Chang, Tsung-Ru Wu, Chia-Chen Lu, Yun-Fei Ko, Hsin-Chih Lai, David M. Ojcius, and John D. Young, "Effects of Obesity on Depression: A Role for Inflammation and the Gut Microbiota", *Brain, Behavior, and Immunity* 69 (2018): 1–8, doi:10.1016/j.bbi.2017.08.026.

[17] M. Kondo, Y. Nakamura, Y. Ishida, and S. Shimada, "The 5-HT3 Receptor Is Essential for Exercise-Induced Hippocampal Neurogenesis and Antidepressant Effects", *Molecular Psychiatry* 20, no. 11 (2014): 1428–37, doi:10.1038/mp.2014.153; Suk Yau, Ang Li, Ruby L. C. Hoo, Yick Ching, Brian R. Christie, Tatia M. C. Lee, Aimin Xu, and Kwok-Fai So, "Physical Exercise-Induced Hippocampal Neurogenesis and Antidepressant Effects Are Mediated by the Adipocyte Hormone Adiponectin", *Proceedings of the National Academy of Sciences* 111, no. 44 (2014): 15810–15, doi:10.1073/pnas.1415219111.

[18] J. B. Savitz and W. C. Drevets, "Imaging Phenotypes of Major Depressive Disorder: Genetic Correlates", *Neuroscience* 164, no. 1 (2009): 300–30, doi:10.1016/j.neuroscience.2009.03.082.

[19] Jennifer Townsend and Lori L. Altshuler, "Emotion Processing and Regulation in Bipolar Disorder: A Review", *Bipolar Disorders* 14, no. 4 (2012): 326–39, doi:10.1111/j.1399-5618.2012.01021.x.

[20] Savitz and Drevets, "Imaging Phenotypes of Major Depressive Disorder", 300–30.

[21] Savitz and Drevets, "Imaging Phenotypes of Major Depressive Disorder", 300–30.

[22] Savitz and Drevets, "Imaging Phenotypes of Major Depressive Disorder", 300–30.

[23] Kevin S. LaBar and Roberto Cabeza, "Cognitive Neuroscience of Emotional Memory", *Nature Reviews Neuroscience* 7, no. 1 (2006): 54–64, doi:10.1038/nrn1825.

[24] P. Zanos and T. D. Gould, "Mechanisms of Ketamine Action as an Antidepressant", *Molecular Psychiatry* 23, no. 4 (2018): 801–11, doi:10.1038/ mp.2017.255; Xiangxiang Zhao, Yanpeng Li, Qing Tian, Bingqian Zhu, and Zhongxin Zhao, "Repetitive Transcranial Magnetic Stimulation Increases Serum Brain-Derived Neurotrophic Factor and Decreases Interleukin-1β and Tumor Necrosis Factor-α in Elderly Patients with Refractory Depression", *Journal of International Medical Research* 47, no. 5 (2018): 1848–55, doi:10.1177/0300060518817417; Iris Dalhuisen, Eveline Ackermans, Lieke Martens, Peter Mulders, Joey Bartholomeus, Alex de Bruijn, Jan Spijker, Philip van Eijndhoven, and Indira Tendolkar, "Longitudinal Effects of rTMS on Neuroplasticity in Chronic Treatment-Resistant Depression", *European Archives of Psychiatry and Clinical Neuroscience* 271, no. 1 (2021): 39–47, doi:10.1007/s00406-020-01135-w; K. Gbyl and P. Videbech, "Electroconvulsive Therapy Increases Brain Volume in Major Depression: A Systematic Review and Meta-Analysis", *Acta Psychiatrica Scandinavica* 138, no. 3 (2018): 180–95, doi:10.1111/acps.12884; Chadi Abdallah, Lynette A. Averill, Katherine A. Collins, Paul Geha, Jaclyn Schwartz, Christopher Averill, Kaitlin E. DeWilde, et al., "Ketamine Treatment and Global Brain Connectivity in Major Depression", *Neuropsychopharmacology* 42 (2017): 1210–19, https://www.ncbi.nlm.nih.gov/ pmc/articles/PMC5437875/pdf/ npp2016186a.pdf.

第三章
传统疗法与增强策略

本章关键点

- 有效的治疗始于对目标症状的清晰认识。
- 抗抑郁药治疗抑郁症比安慰剂更有效。
- 药物吸收和消除的效率会对其有效性产生重大影响。
- 最近研发出来的基因检测手段在药物没有达到预期效果时,对于确定药物清除率非常有帮助。
- 心理治疗,尤其是认知行为疗法,已被证明对抑郁症有效。
  - ◎ 对于轻度至中度抑郁症,认知行为疗法可能是唯一需要采用的治疗方法。
  ◦ 对于更严重的抑郁症，药物和心理治疗的结合比单独用药物治疗更有效。
- 在第一种抗抑郁药治疗无效时，改善疗效的策略包括增加药物剂量、更换药物或增加其他药物。
- 双相抑郁需要与单相抑郁完全不同的药物治疗方法。

在意识到自己患有重度抑郁症之后，你下一步要做的就是决定如何治疗。正如你所了解的，不治疗抑郁症的后果可能很严重。因此，即使你的抑郁症状看起来很轻，我也强烈建议你寻求帮助。你可能已经知道自己患有抑郁症，正在服用抗抑郁药和采取干预措施（如锻炼）进行治疗，但你不确定目前的治疗方法是否足够，或者是否能持续发挥作用。也许你意识到自己患有难治性抑郁症。了解你能够选择什么治疗方法会让你更容易相信，无论发生什么，你都能得到有效的治疗。

如果你有轻度抑郁症，或者担心你所关心的人抑郁，你可能也想知道治疗抑郁症的非药物疗法都有哪些。有几种方法在治疗抑郁症方面有一些效果。在开始讨论抗抑郁药物之前，让我们看看这些方法，以及如何获得它们。在后面的章节中，我们将讨论ECT、氯胺酮和TMS/rTMS疗法。

第三章 传统疗法与增强策略

怀疑自己有抑郁症时,该从哪里着手?

你可能已经知道,抑郁症治疗最难的部分通常是与你的家庭医生或心理健康专家预约见面。人们常常因自己的疾病感到尴尬,不想把帷幕拉开,让别人看到事情有多糟糕。还有些人因为有太多的人催促他们寻求帮助而厌倦了谈论这件事。也许你曾认为自己已经摆脱了抑郁症,但它再次出现后,你觉得自己不再有机会接触到最初治疗你的专业人士。当我的患者告诉我他们因为不想重提自己的故事,所以不想去看新的治疗师时,我通常会告诉他们关于"守灵"的事情。在我成长时所处的文化环境中,每当有人去世,葬礼的前一两天会有追悼会,也就是守灵。虽然守灵被认为是讲述关于死者的有趣故事的阶段,但守灵有效地为死者的家人提供了一个场合,让他们可以谈论丧失和悲伤。重新讲述你的故事,让有同理心的听众理解你,这是治愈之旅的开始。把你的故事告诉关心你、想要帮助你的专业人士是你踏上旅程的第一步。

与医生合作,我应该期待什么?

你与专业人士最初几次会面的作用是让他们清楚地了解你目前的症状,以及你过去的精神病史和治疗史,这样他们就可以更好地帮助你。在和他们见面时，你事先组织好的信息越多，会面的效率就越高。确保你能描述目前的症状，例如症状什么时候开始，或者在症状出现时你的生活中是否有什么新的或让你感到压力大的事情发生。如果你有饮酒或吸毒史，要诚实地说明这些情况，这将帮助你的医生或心理治疗师更好地了解你的经历和你抑郁的原因。还记得你在前面读到过的双相情感障碍患者的例子吗？那位患者用药物和酒精治疗自己的轻躁狂症状。了解此类习惯可能会引出关于患者为什么饮酒或吸毒的问题，并发现能够指向特定诊断的症状。

在初次就诊时，如果你能描述之前所有类似症状的发作情况、你尝试过哪些药物以及这些药物是否有效，那么这将对你的治疗很有帮助。如果你不记得自己服用过哪些药物，药剂师也许能帮助你回忆起这些信息。医生也会想了解你是否有心境障碍或其他精神疾病的家族史。他们肯定会问其他问题，但如果你在走进医生的办公室时准备好了有关你的精神健康史的资料，你会发现会面变得不那么令你紧张。最重要的是，无论袒露抑郁症状和病史会让你感到多么不舒服，你都要记住医生是来帮助你的，而不是来评判你的。你提供的信息越多，就越容易得到你需要的治疗或调整。

在决定使用哪种方法治疗之前，医生首先要做的是明确你的诊断是什么。如果你有心境症状，比如抑郁症状，判断诊断结果的关键是，区分你的症状是对生活中某个特定事件的急性反应，还是因为你原本就患有可能会受益于药物治疗的心境障碍，例如抑郁症。

对患有心境障碍的人来说，下一个问题是抑郁症状是不是双相情感障碍的一部分。根据定义，双相情感障碍患者有躁狂发作史，而单相抑郁症患者不会出现躁狂症状。据估计，因为出现抑郁症状到家庭医生处就诊的患者中，有3%—9%患有未被诊断的双相抑郁[1]。双相抑郁患者对传统抗抑郁药物的反应与典型抑郁患者的反应是不同的，所以了解患者是否有过躁狂发作史很重要。

STEP-BD是一项由美国国家精神卫生研究院（National Institutes of Mental Health）资助的关于双相情感障碍治疗的大型研究，该研究发现抗抑郁药安非他酮（bupropion）在治疗双相情感障碍方面并不比安慰剂效果好[2]。使用三环类抗抑郁药治疗双相抑郁的早期数据显示，三环类抗抑郁药可能通过诱导快速循环或混合发作使病情恶化[3]。快速循环，是指个体在1年中有4次或以上情绪发作。混合发作是指个体同时存在抑郁症状和躁狂症状[4]。虽然这可能很难理解，但你可以认为混合发作是一种让你在感到悲伤的同时也非常兴奋和躁动不安的状态。提示个体患有双相抑郁的线索包括：他们的家人患双相情感障碍、患者发病年龄较早（在儿童期或青春期起病），或者对之前的抗抑郁药治疗无反应。

医生确定了诊断结果之后，下一步就是制订治疗计划。制订计划的重点是选择使用哪种治疗方式和在哪种环境下（住院或门诊）治疗。在与医生合作制订治疗计划时，需要考虑的重要因素是当前症状的严重程度。有些患者感觉忧郁，比平时更疲劳，但能够工作和完成其他任务，那么他们可以在门诊进行治疗。如果患者整天都很悲伤，躺在床上不愿起来，并且有强烈的自杀倾向，那么他的抑郁症状就很严重了，需要集中的专业治疗帮助他料理生活并恢复健康。后一类患者还需要使用抗抑郁药物、ECT、氯胺酮，或 TMS/rTMS 的帮助来摆脱自杀意念。轻度抑郁症患者有更多时间来探索不同的治疗方案，可以先尝试低强度的治疗。

心理治疗在抑郁症治疗中应该发挥什么作用？

如果你有轻度到中度的抑郁症状，并且未患双相情感障碍，你可以选择心理治疗、运动或联合治疗来治疗抑郁症。本书后面的章节将介绍这些疗法。让我们先来简单地介绍一些你可能觉得有用的心理治疗方法。但是，如果你有中度到重度的抑郁症，无论是否接受心理治疗，你都需要服用药物。

认知行为疗法（cognitive behavioral therapy，CBT），是一种高度结构化的心理治疗形式，它专注于自动的、反射性的想法，以及在个体感觉不好的事情发生时伴随而来的负面影响。CBT 的认知部分不关注患者的感受，而是从大脑的客观方面来停止和改变这种联结。该疗法的目标是使患者现实地评估情况，而不是自动地强化消极的结论。认知的方法可以帮助患者避免给已经悲伤或抑郁的情绪火上浇油。CBT 的行为部分关注改变使抑郁症恶化的行为。CBT 通常包括一种更具互动性的方法，以及工作表和家庭作业，来帮助患者意识到自己的自动化心理过程。即使你对家庭作业不感兴趣，也请记住一点：CBT 是有效的！CBT 已经被广泛研究，其有效性受到随机临床试验的证明[5]。CBT 已经被证明可以减少双相情感障碍的复发次数和患者的住院频次，并能改善其社会功能[6]。

人际关系治疗（interpersonal therapy，IPT）从人际关系及其对情绪的影响的角度来看待抑郁症。关于抑郁症，这个学派的核心假说是抑郁症患者怀疑人们是否真的关心他们。尽管患者可以从家人和朋友那里得到安慰，但他们不相信这些安慰。这导致患者过度需求安慰，并把周围的人赶走，而这证实了抑郁症患者的负面自我形象，使他们在社会上孤立。IPT 的关注点是帮助人们识别在人际关系中遇到的困难，并提高处理这些问题的能力[7]。

心理动力学疗法（psychodynamic approaches）专注于帮助患者发现他们遇到的问题的源头，以及他们想要改变什么。心理动力学治疗的持续时间往往较长，以便患者更深入地探讨这些问题。心理动力学治疗师给出的指导不如使用 CBT 和 IPT 的治疗师给出得多。心理动力学疗法旨在帮助人们构建想要过的生活，而不是构建治疗师认为他们应该过的生活。很多人认为这种方法很有用，但也有些人想要根据自己的具体情况，得到具体的建议。

心理疗法还有很多。如果简单地让我表个态，那我会说其他的方法也很有用。在面对众多选择时，选择一个适合自己的治疗方法似乎是不可能的，尤其是在感到沮丧的时候。我想表达的重点是，选择治疗方法并没有看起来那么难。无论心理疗法背后的理论是什么，有一些基本成分是必不可少的。

找到一个合适的治疗师

找到合适治疗师的一个关键因素是**治疗师能让你感到被倾听，能理解你所处的困境**。研究表明，患者和治疗师的关系越好，心理治疗的效果就越好[8]。基于这一点，你更有理由确保自己在治疗中感到被人倾听。人际互动是复杂的，很多因素都可能让你没有这种感觉。没关系。如果你觉得你和治疗师的关系有问题，可以试着和他们讨论。这可能解决问题，并让有效的治疗继续进行。通过克服在开始治疗过程中出现的困难，你也许能够更好地理解阻碍生活中其他关系的模式。从长远来看这可能有益，但不要忘记你现在就需要得到帮助。如果你没有从与治疗师的沟通中获益，你应该考虑更换治疗师。

确保治疗师采用的方法对你有效

成功治疗的另一个重要因素是,你感觉治疗师正在积极地帮助你变得更好。如果治疗从一开始就很顺利,人们常常会大声地问自己为什么不早点儿开始治疗。然而,治疗也可能遇到小问题。多年来,我听到过很多人抱怨治疗师不怎么说话,他们不得不在治疗过程中自己完成所有的工作。出现这种情况最有可能的原因是治疗师在遵循经典的心理动力学方法。许多人发现这种方法很有用,而人们对这种方法的不同反应显示了同一种治疗方法并不能适用于所有人。如果你觉得治疗对你没有帮助,就应该马上与治疗师讨论这个问题。

明确自己是否得到了需要的指导

要使治疗成功,你需要感觉到自己正在接受符合需求的指导。如果你觉得治疗师不理解情况或他们的建议没有帮助,你应该立刻向治疗师提出这个问题。根据这种反馈进行的讨论可以极大程度地阐明问题,并且非常有效。

本书提供的心理治疗的清单并不是详尽无遗的。心理疗法有许多种,如果接受某一种治疗后你的病情没有好转,请立刻与治疗师讨论,如果需要,你还可以换一个治疗师。

不管接受哪种类型的治疗，CBT治疗师使用的一些工具都适用于大多数抑郁症患者。CBT治疗师通常注重睡眠卫生和锻炼。入睡困难或初期失眠在抑郁症患者中很常见。随着时间推移，患者会发现自己的睡眠变得非常不安稳。患者经常半夜起床，在床上躺到中午。这带来的结果是他们感到筋疲力尽，并为自己所做的事情非常少而烦恼。这会让他们的自我感觉更糟，并助长消极的自我对话。为应对这个非常普遍的问题，一种特定的CBT，即CBT-I（I代表失眠）发展出来。

我们将在后面关于代谢问题治疗的章节中讨论运动和睡眠。我在这里先简单介绍一下所谓的"睡眠卫生"。这是指治疗师建议患者保持固定的睡眠时间表，每天在同一时间睡觉和起床。此外，治疗师还会专注于帮助患者消除那些令其难以入睡和保持睡眠的行为。治疗师给出的建议通常包括在下午一定时间后不喝含咖啡因的饮料，睡觉前至少一小时不看电脑或电视屏幕。电子屏幕发出的光含有大量蓝光，会让你误以为夜晚是白天，让大脑分解其产生的让你入睡的化学物质。

CBT治疗师通常提倡的另一种行为改变是定期锻炼，原因前文提到过。虽然每个人都觉得自己应该锻炼，但即使是不抑郁的人也很难规律地进行锻炼。在沮丧的时候，锻炼会更加困难，但也更加重要。有研究发现，运动有显著的抗抑郁作用[9]。在治疗轻度到中度抑郁症方面，运动与抗抑郁药物一样有效[10]。

药物怎样取舍：我必须用药吗？

如果告诉别人你正在考虑服用抗抑郁药，可能会得到很多意见。制药行业和精神病学领域的评论家认为，在治疗抑郁症方面，抗抑郁药并不比糖丸或安慰剂更好。然而，**美国食品和药物管理局（Food and Drug Administration，FDA）要批准一种用于人体的药物，至少需要进行两次大规模试验，并证明该药物比安慰剂更有效**。人们注意到，在这些研究中有些人对安慰剂有抗抑郁反应，并以此来论证抗抑郁药物并没有多大益处。这种观点是不正确的，而且忽略了几个关键点。首先，也是最重要的一点是，**安慰剂的效果不如活性药物，否则活性药物就不会被批准**。其次，参加临床试验与去看医生或治疗师是不一样的。在临床试验期间，会有一些人照顾被试。他们的工作是让被试感到舒适，并确保被试愿意回来完成试验。抑郁症患者的体验通常是与之不同的。日常治疗中患者与医务人员进行一对一会面，其间的互动是有限的。虽然大多数医务人员都非常希望患者情况改善，但他们给患者的关注与被试在临床试验中获得的关注和鼓励并不是相同的。对上述抗抑郁反应的出现可能同样重要的是，作为临床试验的一部分，被试期待着接受最新的特效药，认为它有希望起作用。即使这种新药没有作用，也有非常聪明的人会思考如何理解被试的疾病。最后，由于被试对科学做出了贡献，他们可能会因此感觉更好。

FDA批准了很多抗抑郁药。医生在什么时候开药、开哪种药，在很大程度上取决于患者寻求抑郁症治疗的时间点。家庭医生通常能开具一到两种抗抑郁药，因为他们有这方面的经验，所以可以给你开出这些药物用于治疗。另一些人则常规性地将患者转诊给精神科医生或临床心理医生。心理学家或心理咨询师也会这样做。请注意，你可能会看到精神药理学家（psychopharmacologist）这个词，而不是精神科医生。这仅仅意味着精神科医生擅长开处方。

正如我们所讨论的，药物治疗的第一步是你和医生决定你是否可能从药物治疗中获益。这时，你还应该考虑自己的家族史。心境障碍受到遗传因素的影响很大，所以如果你的家庭成员有类似的抑郁发作史，并且药物治疗对他们有帮助，那么药物治疗对你也可能有效。由于家庭成员拥有共同的基因，所以适用于某一成员的方法通常也适用于另一个成员。

下一步是决定你要有针对性地治疗哪些症状。如果你的心境障碍包括躁狂发作或轻躁狂发作，你和医生可能想要选择一种心境稳定剂或新一代抗精神病药物（或二者都选用）。否则，对于抑郁症，大多数医师更倾向于从选择性5-羟色胺再摄取抑制剂（selective serotonin reuptake inhibitors，SSRIs）中选择一种用于治疗。如果你过去没有服用过这些药物，并且不知道这些药物对患抑郁症的亲属是否有效，那么这样选择药物是合理的。因为现有数据表明，不同类别的抗抑郁药物具有相似的抗抑郁效果[11]。抗抑郁药物还有5-羟色胺与去甲肾上腺素再摄取抑制剂（serotonin norepinephrine reuptake inhibitors，SNRIs）、非典型抗抑郁药、传统三环类抗抑郁药和单胺氧化酶抑制剂（monoamine oxidase inhibitors，MAOIs），你可能会被开出其中任何一种药。

如果你过去曾接受过抗抑郁药物治疗，那么这段经历在治疗中会很有帮助。你应该被问到的问题包括：你服用的哪种药物对你有效，哪种无效？如果你不再服药了，你为什么要停药？过去有效的药物可能会再次起作用。然而，已经失效的药物不太可能起作用，通常只有在其他药物不起作用且没有更好选择的情况下才会被再次尝试使用。考虑到抑郁症对个体的健康、社交网络和事业的负面影响，尝试ECT、TMS/rTMS或氯胺酮治疗，而不是回过头再次尝试曾经失效的药物就有了有力的依据。

尽管如此，知道哪些药物在过去对你不起作用，可以帮助医生为你选择合适的药物。一种药物要起作用，必须有足够的药物在足够长的时间内进入大脑，这样才能使情绪回路产生积极的变化。有些人经常忘记服药，导致药物浓度从来没有达到治疗水平。**使用每日药盒或在手机上设置提醒可以极大地帮助你坚持服药**。另外，你还可能有影响胃肠道吸收的问题（例如肠易激综合征），抑或在服用药物时吃了干扰吸收的食物。甲状腺药物可能对服药者的情绪产生显著影响，在与其他药物一起服用时，甲状腺药物往往吸收不良。关于食物对药物吸收的影响，我在临床上遇到过一个比较突出的例子。我曾发现一位患者把早餐从吐司换成了燕麦片。我发现这个变化的原因是，她的药物不再起作用，一般的调整也不起效。我问她是否改变了饮食习惯。在她告诉我她的新早餐习惯之后，我建议她恢复以往的早餐习惯，看看会发生什么。她照做了，并且在常规用药后逐渐感觉好多了。

即使药物被很好地吸收，同一种剂量的药物实际进入大脑的量也因人而异。对此有决定作用的其中一个因素是药物被清除出身体的速度。你吞下药片后，药物成分会从小肠进入血液并通过肝脏。肝脏是人体内使大多数药物失活的器官。因为药物首先通过肝脏，然后通过血液进入大脑和身体的其他部位，所以大量药物成分被灭活，从未到达大脑。这个过程被称为"首过代谢"（first pass metabolism）。根据肝脏使药物成分失活的量，患者可能需要增加服药剂量。

基因检测能干什么？

基因检测的快速发展带来的好处之一是，医生可以根据患者的基因确定其分解药物的效率。有一类蛋白质被称为细胞色素P450蛋白质（cytochrome P450 protein），它能够处理体内大量药物的初始分解。根据拥有的细胞色素P450蛋白类型，患者可以被分为快代谢型、正常代谢型或慢代谢型。快代谢型患者分解药物的速度比正常代谢型患者更快，需要使用更大剂量的药物才能达到治疗水平。慢代谢型患者分解药物的速度更慢，血液中的药物浓度更高。因为副作用往往发生在血液浓度达到峰值时，所以慢代谢型患者甚至难以耐受小剂量的药。顾名思义，正常代谢型患者是指体内药物浓度通常介于这两个极端之间的普通人。如果医生给你开了抗抑郁药，但服药 8 周后发现疗效不佳，那么通过基因检测来确定你属于哪种代谢类型有时会有所帮助。

如何选择药物？

好消息是你不必一个人做选择。医生会给出建议，并向你解释给出建议的原因。心理治疗师也能够与你交谈并支持你作出决定。由于不同类别的抗抑郁药对大多数人来说具有相当的抗抑郁效果，所以做出选择时需要关注的因素通常包含以下几点。

选择抗抑郁药时要考虑的最重要的因素是患者的一般健康状况和药物的安全性。一个与药物安全性相关因素的例子是 SSRIs 和 TCAs 之间的差异。TCAs 对血压和心脏电传导有明显影响。因此，有心脏疾病的患者使用时必须小心。SSRIs 的心脏相关副作用要小得多，它代表了抗抑郁药安全性方面的显著进步[12]。鉴于这两类药物具有相当的抗抑郁效果，大多数临床医师建议对心脏病患者使用 SSRIs 而不是 TCAs，除非已经尝试过其他抗抑郁药但未能缓解抑郁。

就像我说的，SSRIs也经常被当作首选药物。这是因为它们的副作用轻微，大多数人都能够耐受。这与另一种策略——根据副作用选择抗抑郁药形成了对比。尽管后一种策略很常见，但应该避免。这种策略试图利用药物的副作用改善患者的症状，例如，让有睡眠困难症状的抑郁症患者使用有镇静作用的抗抑郁药。虽然这一策略合乎逻辑，但往往行不通。一旦抑郁症得到治疗，患者就会不再失眠，但他们通常仍然承受着药物带来的镇静作用。这种副作用可能使患者停止服药，从而导致抑郁症复发。人们开始服药后症状没有好转的主要原因，就包括无法耐受药物的副作用和不规律地服用药物。

如何开始用药？

在患者服用抗抑郁药时，医生通常建议从低剂量开始，然后快速地达到标准剂量。这种方法可以最大限度地减少副作用，往往能让患者愿意遵循处方，并且不忽视患者的痛苦和服药后的感觉。考虑药物依从性方面的障碍是很重要的，因为30%的人在被开出抗抑郁药后不会再续药。再者，如果药物一直放在药店的货架上，它们也不会起作用[13]。如果药物确实引起了副作用，随着时间推移，患者的身体往往会适应，情况会有所改善。一般原则是在患者开始服用足量药物2周后，再考虑因副作用而改变药物。如果患者无法忍受副作用，最好的选择通常是换药。通过做基因组检测来检查患者的药物代谢情况也是明智的选择。麻省总医院的安德鲁·尼伦贝格博士（Dr. Andrew Nierenberg）及其团队研究发现，如果服药2周内患者的抑郁症状没有改善，最好为其更换或增加抗抑郁药（增加第二种药物，本书后文将对此进行讨论）[14]。如果患者有一些改善，但仍然有明显的抑郁症状，那么给药物更多的时间是合理的。正如我们前面所讨论的，控制情绪和相关的植物性症状的大脑回路是复杂且相互交织的。情绪回路的一个方面的改变会引起连锁反应，而重置回路的其余部分需要时间。虽然1—2个月的时间通常足以让这些变化发生，但在一些患者身上，抗抑郁药的效果可能需要长达4个月的时间才能完全显现。

抗抑郁药不管用，我该怎么办呢？

下一个问题是，第一种药物不起作用时该怎么办？这可能是你拿起这本书的原因。正如我们之前所讨论的那样，在理想情况下，你已经找到了一个你觉得可以帮助你的治疗师，你能够更有规律地锻炼，并且有朋友在你身边。如果在付出这些努力之后，你仍然发现抗抑郁药没有充分缓解你的抑郁症状，这里有一些一般性的原则可以指导你。

第一，你要考虑是增加药物剂量、更换药物还是加用另外一种药物且增加剂量。同样来自麻省总医院的毛里齐奥·法瓦博士（Dr. Maurizio Fava）及其团队比较了增加氟西汀（百优解）剂量与增加氟西汀的原始剂量且同时使用锂盐或更老的三环类抗抑郁药物地昔帕明（Norpramin）的效果。虽然每一种治疗方法都对一些人有效，但从统计结果上看，没有哪一种方法比其他方法更好[15]。这项研究在如今可用的基因检测出现之前进行。因此在今天，除了上述方法，当有人对初始抗抑郁药无反应时，使用基因检测来指导治疗选择是合理的。

第二，如果要更换药物，增加靶向神经递质的数量是有意义的。例如，你可以将 SSRI［如舍曲林（sertraline）］更换为 SSNI［如度洛西汀（duloxetine）］。

第三，你可以在初始抗抑郁药的基础上增加第二种药物，可以选择的药物有很多种。如果选择添加第二种抗抑郁药，那么策略还是扩大靶向神经递质系统的范围。传统的抗抑郁药被认为能够增加 5-羟色胺、去甲肾上腺素或多巴胺的活性，或它们中某几种的活性。例如，艾司西酞普兰（escitalopram）是一种纯 5-羟色胺再摄取抑制剂。如果这种药物没有达到预期的抗抑郁效果，那么添加安非他酮是合乎逻辑的选择。安非他酮可以增强去甲肾上腺素和多巴胺的活性，通常是很有效的。

最初的增强策略之一是在抗抑郁药的基础上加用锂盐，即使是在患者没有双相情感障碍病史的情况下也一样[16]。这种策略的基本原理源于心境障碍的早期诊断方法。20 世纪初，在心境障碍的类别首次被描述时，任何使患者反复出现情绪症状的疾病都被认为是双相情感障碍。从这个角度来看，使用锂盐增强抗抑郁药的效果非常有意义，而且经常是有效的!

加强甲状腺系统是另一种常用的方法。这种方法出现是因为研究者发现抑郁情绪和缺乏精力是甲状腺疾病的常见症状。提高人的甲状腺激素水平已被证明对治疗抑郁症有效，但这个结论有一个重要的限制性因素——大多数实证研究是用不太常见的甲状腺替代制剂 T3 进行的。由于 T3 对心脏有副作用，而且它的失活速度比 T4 快 5 倍[17]，因此不常被使用。T4 在体内转化为 T3，具有更好的安全性，是无并发症的甲状腺疾病的标准治疗方法。治疗抑郁症和合并的甲状腺功能减退时，标准方法是增加 T4 用量[18]。

目前最常用的方法可能是用一种更新的或第二代抗精神病药来增强疗效。这种新的抗抑郁药是你经常在电视广告上看到的。第一代抗精神病药主要通过阻断多巴胺发挥作用。第二代抗精神病药通过阻断 5- 羟色胺和多巴胺发挥作用。在这些新药物刚开始被使用时，人们注意到它们似乎对情绪也有积极的影响[19]。然后，在礼来公司（Eli Lilly company）测试奥氮平（olanzapine）治疗双相抑郁的有效性时，FDA 要求该公司在研究设计中增加一个氟西汀 - 奥氮平组。在治疗抑郁症方面，联合用药比安慰剂和奥氮平单独用药更有效，因此 FDA 批准联合用药用于治疗双相抑郁。随后出现的几乎每一种新型抗精神病药都被用作针对难治性抑郁症的增效剂，以及双相抑郁和躁狂的治疗手段。

我们不能详尽地列出这些药物，而且你的医生也可能偏好其他治疗策略。但选择治疗策略的要点是，选择一种联合的疗法来拓宽作用机制。另外，你还应该尽量减少使用的药物数量，因为每一种药物都有潜在的副作用。

双相抑郁带来了另一种挑战。很多不同种类的药物已经被证明对单相抑郁症有效，然而只有少数药物被证明对双相抑郁有效。可供选择的主要药物包括锂盐、抗癫痫药拉莫三嗪（lamotrigine）和丙戊酸盐（divalproex），以及之前讨论过的一些第二代抗精神病药。传统的抗抑郁药物对双相障碍患者的抗抑郁效果有限。一个值得注意的例外是氟西汀联合奥氮平[20]。然而，在这些药物联合使用时，医生应监测患者是否转变为躁狂或者出现其他表明循环增加的迹象。请注意，ECT也被证明在治疗抑郁症急性发作方面和双相障碍的长期维持治疗中相当有效[21]。不同的治疗成功案例治疗有很多细微差别。如果你患有双相抑郁，你应该考虑找一个专门研究这方面的精神科医生。

第八章将提供更多关于用ECT治疗难治性抑郁症的细节。

总之，对抑郁症的有效治疗始于对症状的清晰认识。有许多情况会导致抑郁心境，包括创伤、毒品使用和身体疾病的长期影响。在明确自己处于抑郁发作期之后，你就可以进行心理治疗，这本身对轻度到中度抑郁的患者就很有帮助。在较严重的病例中，药物联合心理治疗一直被证明是最有效的治疗方案。在治疗单相重性抑郁症时，大多数类别的抗抑郁药具有相当的疗效。选择一开始使用哪种药物通常取决于其安全性和副作用情况。不过，请记住，试图用药物的副作用来治疗症状通常是无效的，因为副作用会在症状改善或消失后继续存在。抗抑郁药的有效性和副作用受其吸收和清除的影响。在个体对药物的反应使他们出现明显的症状或给他们带来无法忍受的副作用时，基因检测可以帮助阐明情况。如果抗抑郁药对你没有明显的疗效，除了重新评估诊断结果，你和医生还可以选择增加药物剂量、更换药物或增加其他药物。当这些方法也不起作用时，本书剩余部分讨论的治疗方法通常是相当有效的，并且可以改善患者的生活。

参考文献

[1] Joseph M. Cerimele, Lydia A. Chwastiak, Sherry Dodson, and Wayne J. Katon, "The Prevalence of Bipolar Disorder in Primary Care Patients with Depression or Other Psychiatric Complaints: A Systematic Review", *Psychosomatics* 54, no. 6 (2013): 515–24, doi:10.1016/j.psym.2013.05.009.

[2] Michael E. Thase, "STEP-BD and Bipolar Depression: What Have We Learned?", *Current Psychiatry Reports* 9, no. 6 (2007): 497–503, doi:10.1007/s11920-007-0068-9.

[3] T. A. Wehr and F. K. Goodwin, "Can Antidepressants Cause Mania and Worsen the Course of Affective Illness?" *American Journal of Psychiatry* 144, no. 11 (1987): 1403–11, doi:10.1176/ajp.144.11.1403.

[4] American Psychiatric Association, *Diagnostic and Statistical Manual of Mental*

Disorders, 5th ed.

[5] Pim Cuijpers, Matthias Berking, Gerhard Andersson, Leanne Quigley, Annet Kleiboer, and Keith S. Dobson, "A Meta-Analysis of Cognitive- Behavioural Therapy for Adult Depression, Alone and in Comparison with Other Treatments", *Canadian Journal of Psychiatry* 58, no. 7 (2012): 376–85, doi: 10.1177/070674371305800702.

[6] Kai-Jo Chiang, Jui-Chen Tsai, Doresses Liu, Chueh-Ho Lin, Huei-Ling Chiu, and Kuei-Ru Chou, "Efficacy of Cognitive-Behavioral Therapy in Patients with Bipolar Disorder: A Meta-Analysis of Randomized Controlled Trials", *PLoS ONE* 12, no. 5 (2017): e0176849, doi:10.1371/journal.pone.0176849.

[7] Jennifer L. Hames, Christopher R. Hagan, and Thomas E. Joiner, "Interpersonal Processes in Depression", *Annual Review of Clinical Psychology* 9, no. 1 (2013): 355–77, doi:10.1146/annurev-clinpsy-050212-185553.

[8] Alan E. Kazdin, "Understanding How and Why Psychotherapy Leads to Change", *Psychotherapy Research* 19, no. 4–5 (2009): 418–28, doi:10.1080/10503300802448899.

[9] Aaron Kandola, Garcia Ashdown-Franks, Joshua Hendrikse, Catherine M. Sabiston, and Brendon Stubbs, "Physical Activity and Depression: Towards Understanding the Antidepressant Mechanisms of Physical Activity", *Neuroscience & Biobehavioral Reviews* 107 (2019): 525–39, doi:10.1016/ j.neubiorev.2019.09.040.

[10] James A. Blumenthal, Michael A. Babyak, P. Murali Doraiswamy, Lana Watkins, Benson M. Hoffman, Krista A. Barbour, Steve Herman, et al., "Exercise and Pharmacotherapy in the Treatment of Major Depressive Disorder", *Psychosomatic Medicine* 69, no. 7 (2007): 587–96, doi:10.1097/psy.0b013e318148c19a.

[11] André F. Carvalho, Manu S. Sharma, André R. Brunoni, Eduard Vieta, and Giovanni A. Fava, "The Safety, Tolerability and Risks Associated with the Use of Newer Generation Antidepressant Drugs: A Critical Review of the Literature", *Psychotherapy and Psychosomatics* 85, no. 5 (2016): 270–88, doi: 10.1159/000447034.

[12] Carvalho et al., "The Safety, Tolerability and Risks Associated with the Use of Newer Generation Antidepressant Drugs", 270–88.

［13］K. Demyttenaere and P. Haddad, "Compliance with Antidepressant Therapy and Antidepressant Discontinuation Symptoms", *Acta Psychiatrica Scandinavica* 101, no. s403 (2000): 50–56, doi:10.1111/j.1600-0447.2000.tb10948.x.

［14］A. A. Nierenberg, N. E. McLean, J. E. Alpert, J. J. Worthington, J. F. Rosenbaum, and M. Fava, "Early Nonresponse to Fluoxetine as a Predictor of Poor 8-Week Outcome", *American Journal of Psychiatry* 152, no. 10 (1995): 1500–03, doi: 10.1176/ajp.152.10.1500.

［15］Maurizio Fava, Jonathan Alpert, Andrew Nierenberg, Isabel Lagomasino, Shamsah Sonawalla, Joyce Tedlow, John Worthington, Lee Baer, and Jerrold F. Rosenbaum, "Double-Blind Study of High-Dose Fluoxetine versus Lithium or Desipramine Augmentation of Fluoxetine in Partial Responders and Nonresponders to Fluoxetine", *Journal of Clinical Psychopharmacology* 22, no. 4 (2002): 379–87, doi:10.1097/00004714-200208000-00008.

［16］Alice Caldiroli, Enrico Capuzzi, Ilaria Tagliabue, Martina Capellazzi, Matteo Marcatili, Francesco Mucci, Fabrizia Colmegna, Massimo Clerici, Massimiliano Buoli, and Antonios Dakanalis, "Augmentative Pharmacological Strategies in Treatment-Resistant Major Depression: A Comprehensive Review", *International Journal of Molecular Sciences* 22, no. 23 (2021): 13070, doi:10.3390/ ijms 222313070.

［17］Wilmar M. Wiersinga, "Thyroid Hormone Replacement Therapy", *Hormone Research in Paediatrics* 56, suppl 1 (2002): 74–81, doi:10.1159/000048140.

［18］Richard C. Shelton, Olawale Osuntokun, Alexandra N. Heinloth, and Sara A. Corya, "Therapeutic Options for Treatment-Resistant Depression", *CNS Drugs* 24, no. 2 (2010): 131–61, doi:10.2165/11530280-000000000-00000.

［19］Mauricio Tohen, Eduard Vieta, Joseph Calabrese, Terence A. Ketter, Gary Sachs, Charles Bowden, Philip B. Mitchell, et al., "Efficacy of Olanzapine and Olanzapine-Fluoxetine Combination in the Treatment of Bipolar I Depression", *Archives of General Psychiatry* 60, no. 11 (2003): 1079–88, doi:10.1001/ archpsyc.60.11.1079.

［20］Yatham et al., "Canadian Network for Mood and Anxiety Treatments (CANMAT) and International Society for Bipolar Disorders (ISBD)", 97–170.

［21］Giulio Perugi, Pierpaolo Medda, Cristina Toni, Michela Mariani, Chiara Socci, and Mauro Mauri, "The Role of Electroconvulsive Therapy (ECT) in Bipolar Disorder: Effectiveness in 522 Patients with Bipolar Depression, Mixed-State, Mania and Catatonic Features", *Current Neuropharmacology* 15, no. 3 (2017): 359–71, doi:10.2174/1570159x14666161017233642.

第二部分

重 启

氯胺酮疗法、经颅磁刺激疗法与电休克疗法

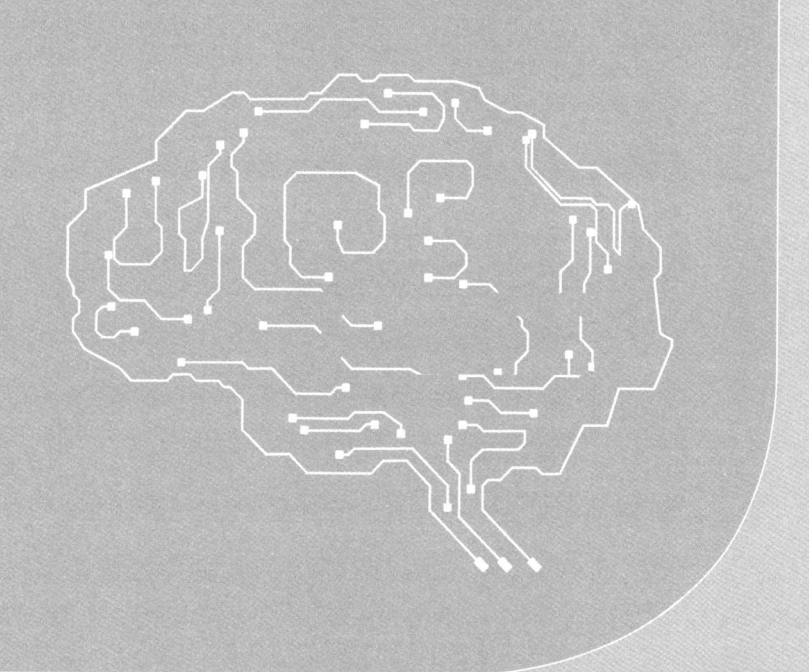

第四章
氯胺酮疗法：从麻醉药到抗抑郁药

本章关键点

- 氯胺酮的抗抑郁作用被发现后，许多严重的、以前难以治愈的抑郁症患者的症状得到了缓解。
- 在有经验的临床医生开处方时，氯胺酮显示了良好的耐受性和安全性。
- 迄今为止的证据表明，氯胺酮和艾司氯胺酮主要通过谷氨酸系统发挥作用。
- 氯胺酮和艾司氯胺酮在一定程度上还通过重塑大脑发挥作用。它们会导致生长因子释放，从而增加某些脑区的体积（和活动），并改变情绪回路中各区域之间的连接强度。
- 氯胺酮对炎症和大脑中的阿片系统的影响似乎增强了它的抗抑郁作用。

我曾经听一位资深临床医生描述他的病人的药物使用史："（他用过）从'A'到'Z'的所有药物——从安拿芬尼［Anafranil，即氯米帕明（clomipramine）］到左洛复（Zoloft，即舍曲林）。"他的说法与事实相差无几。在那几年里，他和他的病人系统地尝试了大多数可用的抗抑郁药物。令人失望的是，这些药物的作用机制非常相似。他们实际上在一遍又一遍地尝试同样的治疗手段。精神疾病需要新的治疗方案。具有讽刺意味的是，新的治疗方案转向了过去——使用传统的麻醉剂氯胺酮。在本章中，我们将讨论氯胺酮如何被重新用于精神疾病的治疗。让我们从凯莎使用氯胺酮的经历说起。

凯莎是一名43岁的女性，听说她工作的大学医院正在研究一种新型抗抑郁药时，她正处于与丈夫分居的状态中。凯莎从20多岁起就一直在与抑郁症做斗争，并且一直能够很好地控制症状。但在10个月前，她服用的艾司西酞普兰［商品名来士普（Lexapro）］不再起效了。她尝试将第二种抗抑郁药用作辅助药物，在发现这种方法不起作用时，她又转而使用第三种抗抑郁药。每一次更换药物都带来更多副作用，但症状没有得到缓解。

第四章　氯胺酮疗法：从麻醉药到抗抑郁药

随着时间推移，凯莎在家里能做的事情越来越少，她几乎无法照顾两个孩子，也不能应付他们的活动。凯莎会因为自己没有做或忘记做某些小事情而长久地感到内疚。她太累了，不能再很好地扮演伴侣的角色，于是她与丈夫开始为"愚蠢的小事"争吵。她曾考虑过接受ECT，但担心治疗和康复期间孩子的照顾问题。她的丈夫仅仅为了照顾孩子就已经用完了带薪休假。夫妻双方都没有家人住在附近，没有人能抽出时间来陪她和带她去做ECT。凯莎变得越来越悲观，甚至开始认为如果没有她，大家会过得更好。

直到有一天，她工作时在电梯里看到一种新型抗抑郁药物——氯胺酮的试验传单。在绝望中，她决定试一试。在使用第二剂药物之后，她开始感觉到痛苦像乌云散去，能够在家里待下去了。她数月来首次露出微笑。

氯胺酮：规则改变者

氯胺酮能够作为一种抗抑郁药改变治疗重度抑郁症的方案有几个原因。氯胺酮对于大多数对现有抗抑郁药［例如氟西汀（百优解）］没有反应的人有效，而且其抗抑郁效果可在数小时内产生，不需要数周的时间。同时，它的成功也让研究资助机构和制药公司相信，仍有治疗抑郁症的新方法有待发现。氯胺酮开启了医学界对新一代抗抑郁药物的研究。在许多方面,这种药物具有独特的地位,这使其迅速从发现走向临床实践。自20世纪70年代以来,它就被用作麻醉剂,它对人体的安全性已得到充分证实[1]。

尽管如此,许多对氯胺酮感到好奇的患者还是对使用它感到担心,毕竟他们中的许多人要么认为氯胺酮是一种马用镇静剂,要么认为它是一种毒品。我经常与那些想了解氯胺酮的患者讨论氯胺酮转变为抑郁症治疗方法的科学依据。他们总是觉得我说的话让他们感到安心,有助于他们决定是否使用氯胺酮治疗。我将在本书中分享这些信息,并介绍氯胺酮作为抗抑郁药的具体作用原理。虽然这一节可能有点儿专业,但它旨在提供一个框架,让你了解为什么即使在对其他药物没有反应的情况下,氯胺酮也值得尝试用于治疗抑郁症。

氯胺酮能治疗抑郁症吗?

在尝试过各种抗抑郁药物,遭受了多种副作用时,你很容易感觉自己像一只"小白鼠",或者医生正在对你进行药物"试验"。由于氯胺酮有着复杂的历史,而且FDA没有批准其用于抑郁症治疗,所以它特别容易受到这些关注。但使用氯胺酮治疗抑郁症实际上是有可靠科学依据的。让我带你回顾一下它的历史,

第四章 氯胺酮疗法：从麻醉药到抗抑郁药

告诉你我为什么持这种观点。

氯胺酮的历史始于另一种至今仍为人所熟知的药物——苯环己哌啶（phencyclidine，PCP）。在20世纪50年代中后期，派德制药公司（Park Davis Pharmaceutical Company）开发了苯环己哌啶作为手术麻醉剂。起初，苯环己哌啶受到好评，但随着使用范围扩大，一些病人在手术后出现了长时间混沌的情况，还有一些患者对它上瘾。为了寻找一种类似但更安全的麻醉药物，1962年派德制药公司合成了氯胺酮[2]。

氯胺酮［商品名克太拉（Ketalar）］于1970年首次被FDA批准作为麻醉剂用于人体。氯胺酮作为麻醉剂的优势非常明显，它能使人的意识与现实脱节，同时升高血压，且不减弱呼吸能力。这使得它在紧急情况下非常有用。氯胺酮还能提供除镇静作用之外的镇痛作用，这一特性在手术恢复期间非常有用。遗憾的是，在麻醉剂量下，氯胺酮也有导致幻觉和激越的倾向，因此不再被当作一线麻醉剂使用[3]。

具有讽刺意味的是，正是由于氯胺酮的副作用幻觉和其他解离效应，对它的使用得以再次兴起。在最糟糕的情况下，在脆弱的个体身上，氯胺酮带来的幻觉副作用与一种重度慢性精神疾病——精神分裂症的核心症状类似。为了更好地了解这种疾病，研究人员曾利用这些暂时性的副作用来研究幻觉发生时大脑的变化。神经递质谷氨酸是大脑中激活神经元的主要化学物质。这些研究指出，谷氨酸浓度是这些症状出现的影响因素。氯胺酮对大脑中谷氨酸活动产生影响的速度快,这确立了它作为研究谷氨酸系统活动的工具的有效性[4]。

长期以来,患者和精神科医生都对传统抗抑郁药起效的时间慢感到沮丧。耶鲁大学的约翰·克里斯塔尔(John Krystal)及其同事提出假设——导致抑郁症的关键因素可能"存在"于大脑中主要使用谷氨酸和 γ-氨基丁酸(gamma amino butyric acid,GABA)的部分,而不是使用 5-羟色胺等其他化学信使的部分。同时,传统的抗抑郁药似乎就是通过后面这些信使发挥作用。他们已经通过把氯胺酮用作精神病患者的谷氨酸探针做了一些工作,并建议在抑郁症治疗中尝试使用它。他们的研究结果出人意料。他们说:"让患者和我们都感到惊讶的是,氯胺酮产生了快速、深远和令人难以置信的持久的抗抑郁作用。"他们还发现,"氯胺酮最初带来的欣快感并不是其抗抑郁作用的一部分"。[5]

2006 年,美国国家心理健康研究所的卡洛斯·萨拉特(Carlos Zarate)博士发表了一项关键性的后续研究,该研究使得氯胺酮被当作抗抑郁药物广泛用于难治性抑郁障碍。在这项研究中,71% 的受试者在注射氯胺酮后的第二天出现抑郁症状或抗抑郁反应显著减轻,29% 的受试者报告大部分症状缓解或临床治愈(这是更严格的标准)[6]。对"治疗有效"的临床实验定义是抑郁评分量表分数下降一半或更多。达到"缓解"意味着几乎所有症状都已消失。参加这种研究的人通常都有几次药物的试验失败

第四章　氯胺酮疗法：从麻醉药到抗抑郁药

经历，他们的症状很顽固（因此很难完全解决）。

不幸的是，由于将一种新药引入临床的成本问题，医学界还没有进行大规模的研究来证明氯胺酮对抑郁症有效。为了绕过这个问题，且仍能根据氯胺酮的作用开发新药，制药公司正在对氯胺酮的不同成分进行试验，看它们本身是否具有抗抑郁作用。例如，杨森制药公司（Janssen Pharmaceuticals）的艾司氯胺酮（esketamine）已经获得监管部门的批准，它是氯胺酮的两种镜像成分之一[7]。对氯胺酮的另一种镜像成分——左旋氯胺酮（arketamine）的临床研究也正在进行，以确定它是否具有抗抑郁作用[8]。

关于这个问题，我可以分享更多细节，但你需要知道的是，氯胺酮有三个版本：艾司氯胺酮、左旋氯胺酮以及二者的组合即氯胺酮。艾司氯胺酮已经被批准用于治疗抑郁症。左旋氯胺酮目前正在为获得 FDA 批准而努力，而氯胺酮过于传统，不能作为治疗抑郁症的药物进行有利的开发。此外，对同一回路起作用的不同药物也正受到积极探索。

氯胺酮和艾司氯胺酮被用于治疗难治性抑郁症患者。在难治性抑郁症的双盲多中心试验中，在标准抗抑郁药物的基础上加入艾司氯胺酮比对照药物更有效[9]。在另一项研究中，氯胺酮的有效率为 64%，而对照药物的有效率为 28%[10]。

你可能想知道，既然氯胺酮没有被 FDA 批准用于治疗抑郁症，那么为什么氯胺酮仍然在很多诊所被使用，以及在治疗抑郁症方面，艾司氯胺酮是否比氯胺酮"更好"。第一个问题的答案部分取决于时机，部分取决于资金。氯胺酮在临床上已经可以"超说明书"使用，而艾司氯胺酮仅用于临床试验。"超说明书"是指某药物没有被FDA批准用于治疗特定疾病，但仍被使用。这意味着保险公司通常不承担治疗费用，但患者可以自费用药。此外，对任何一种新的治疗方法来说，在该方法获得FDA批准和保险公司常规性支付费用之间通常都有一个滞后期。艾司氯胺酮也是如此，患者往往最终要自费治疗。由于氯胺酮和艾司氯胺酮所需的监测费用基本相同，因此药物成本的差异使得使用氯胺酮的费用较低。一些临床医生仍然使用氯胺酮的另一个原因是，他们觉得氯胺酮是一种比艾司氯胺酮更有效的抗抑郁药。使用哪种药物更好在学界仍然是一个被激烈争论的话题，但初步数据似乎支持静脉注射氯胺酮比通过鼻腔给药的艾司氯胺酮更有效的结论。

为了更系统地回答这个问题，加拿大安大略省的阿尼斯·巴吉博士（Dr. Anees Bahji）及其团队与美国国家精神卫生研究院的萨拉特博士（Dr. Zarate）合作，回顾了关于氯胺酮和艾司氯胺酮治疗抑郁症的研究报告。他们发现总共有24项研究，合计1877名受试者，这些研究足够严谨，符合他们预定的纳入标准[11]。

这些研究对结果的解读有细微的差别。一些关于艾司氯胺酮的研究是在申请FDA批准的早期进行的，当时该公司正试图弄清楚治疗剂量和如何优化研究设计。对氯胺酮和艾司氯胺酮的研

第四章 氯胺酮疗法：从麻醉药到抗抑郁药

究不能用标准的比较剂如糖丸或安慰剂来完成，这是因为药物有镇静作用，受试者可以分辨出他们服用的是安慰剂而不是真正的药物。因此，对氯胺酮和艾司氯胺酮的研究使用了同样具有镇静作用的非活性比较药物。当24项研究的数据被用于观察抗抑郁效果时，相较于对照药物的抗抑郁效果，氯胺酮治疗的抗抑郁有效率是对照组的3倍；而艾司氯胺酮治疗的有效率仅是对照组的不到1.5倍（1.38倍）。与之类似，使用氯胺酮的缓解率为对照组的3.7倍，而使用艾司氯胺酮的缓解率为1.5倍。在加拿大和美国团队所作的分析中，氯胺酮比艾司氯胺酮更能降低自杀率。此外，根据退出这些研究的受试者数量，我们可以看出似乎氯胺酮的耐受性比艾司氯胺酮更好。

注意：前面提到的分析中包含的大多数研究都不是直接对比的研究。**一项直接比较这两种药物的研究报告发现，艾司氯胺酮减轻抑郁症状的效果并不比氯胺酮差**，而且两种治疗方法的耐受性都没有明显问题。**对于难治性抑郁症，这两种药物都比传统的抗抑郁药物更有效。症状能够尽快得到缓解比对比两种药物之间的差异更重要。**

氯胺酮的作用

氯胺酮是一种麻醉剂，可以治疗抑郁症，减轻疼痛感，并且能引起幻觉。这些影响反映了氯胺酮能作用于大脑和身体的多个系统[12]。可能的情况是，氯胺酮对谷氨酸受体的作用启动了抗抑郁的级联反应，然后它的一些其他作用促进和/或维持了最初的抗抑郁作用。氯胺酮至少有四种可能有助于其发挥抗抑郁作用的其他作用。

第一，氯胺酮改变了参与情绪调节的大脑区域之间的交流。例如，将负面信息发送到前额叶皮层的大脑区域会使抑郁加重，而氯胺酮可以使这些大脑区域的连通性下降。

第二，氯胺酮能促进生长因子的释放，改变情绪回路的生理连接。

第三，氯胺酮可以减少炎症产生。炎症是机体对感染和其他类型组织损伤的免疫反应。你只要想想上次感冒时的痛苦，就能明白炎症是如何导致抑郁的。通常情况下，一旦感染被清除，炎症就会减少，身体和情绪也会迅速恢复。然而一些疾病，如糖尿病，会引起慢性低度炎症，而这些疾病与抑郁症的风险增加有关。同样，通过激活免疫系统来治疗慢性感染的药物，如用于治疗慢性丙型肝炎的干扰素，也往往会导致抑郁症状出现。

就像你能够猜到的，在抑郁症患者的血液中，介导炎症反应的化学物质水平也往往升高。因此，抗炎药物被认为是潜在的抗抑郁药物[13]。虽然氯胺酮对抑郁症患者血液中炎症蛋白的影响机制还不清楚，有些难以厘清，但氯胺酮作为麻醉剂已被证明在心脏手术和剖宫产中降低了促炎症蛋白质的产生[14]。

第四章 氯胺酮疗法：从麻醉药到抗抑郁药

第四，氯胺酮与阿片类受体相互作用，可以改善情绪、减少自杀。

你可能已经看过谈论有关抑郁症痛苦的药物广告。正如你知道的，抑郁会加重身体疼痛感。事实上，在阿片制剂滥用开始流行之前，有几种直接作用于阿片系统的药物受到研究，以作为抗抑郁药使用。氯胺酮之所以能显著缓解疼痛，并被广泛用于手术和慢性疼痛综合征，正是因为它达到了这种效果[15]。一个令人惊讶的发现是氯胺酮对阿片系统的作用也是其具有抵御自杀特性的原因之一[16]。

简而言之，氯胺酮和艾司氯胺酮在大脑多个部位的作用似乎强化了其抗抑郁效果，使它们在难治性抑郁症中的抗抑郁效果远远超过传统抗抑郁药。虽然氯胺酮和艾司氯胺酮存在一些风险和常见的副作用（我们将在第五章讨论），但氯胺酮是一种安全的药物，有50多年的临床应用史，而且迄今为止的研究并没有提示艾司氯胺酮在安全性方面有明显的不同。

发现氯胺酮的抗抑郁特性的另一个向好的结果是，人们愿意重新探索其他致幻剂可能存在的治疗作用。这已经起到巨大的推动作用，促使人们在抑郁症的病因和潜在的新型治疗方法方面获得新发现，为抑郁症患者带来更多希望。

事实上，一种药物——止咳药右美沙芬（dextromethorphan）和抗抑郁药安非他酮的组合——刚刚被FDA批准用于治疗重度抑郁症。与氯胺酮一样，该药物通过NMDA受体发挥作用，在临床试验中也表现了快速抗抑郁反应。它最大的优点是每天都可以在家里使用。我在后文对这种新的治疗方法进行了简要介绍。

参考文献

[1] Linda Li and Phillip E. Vlisides, "Ketamine: 50 Years of Modulating the Mind", *Frontiers in Human Neuroscience* 10 (2016): 612, doi:10.3389/ fnhum. 2016.00612.

[2] Li and Vlisides, "Ketamine", 612.

[3] Vwaire Orhurhu, Mariam Salisu Orhurhu, Anuj Bhatia, and Steven P. Cohen, "Ketamine Infusions for Chronic Pain: A Systematic Review and Meta-Analysis of Randomized Controlled Trials", *Anesthesia & Analgesia* 129, no. 1 (2019): 241–54, doi:10.1213/ane.0000000000004185.

[4] Robert M. Berman, Angela Cappiello, Amit Anand, Dan A. Oren, George R. Heninger, Dennis S. Charney, and John H. Krystal, "Antidepressant Effects of Ketamine in Depressed Patients", *Biological Psychiatry* 47, no. 4 (2000): 351–54, doi:10.1016/s0006-3223(99)00230-9.

[5] John H. Krystal, Chadi G. Abdallah, Gerard Sanacora, Dennis S. Charney, and Ronald S. Duman, "Ketamine: A Paradigm Shift for Depression Research and Treatment", *Neuron* 101, no. 5 (2019): 774–78, doi:10.1016/ j.neuron. 2019.02.005.

[6] Carlos A. Zarate, Jaskaran B. Singh, Paul J. Carlson, Nancy E. Brutsche, Rezvan Ameli, David A. Luckenbaugh, Dennis S. Charney, and Husseini K. Manji, "A Randomized Trial of an N-methyl-D-aspartate Antagonist in Treatment-Resistant Major Depression", *Archives of General Psychiatry* 63, no. 8 (2006): 856–64, doi:10.1001/archpsyc.63.8.856.

[7] Jennifer Swainson, Rejish K. Thomas, Shaina Archer, Carson Chrenek, Mary-Anne MacKay, Glen Baker, Serdar Dursun, Larry J. Klassen, Pratap Chokka, and

Michael L. Demas, "Esketamine for Treatment Resistant Depression", *Expert Review of Neurotherapeutics* 19, no. 10 (2019): 1–13, doi:10.1080/14737175.2019.1640604.

[8] Kenji Hashimoto, "Rapid-Acting Antidepressant Ketamine, Its Metabolites and Other Candidates: A Historical Overview and Future Perspective", *Psychiatry and Clinical Neurosciences* 73, no. 10 (2019): 613–27, doi:10.1111/pcn.12902.

[9] Jaskaran B. Singh, Maggie Fedgchin, Ella Daly, Liwen Xi, Caroline Melman, Geert De Bruecker, Andre Tadic, et al., "Intravenous Esketamine in Adult Treatment-Resistant Depression: A Double-Blind, Double-Randomization, Placebo-Controlled Study", *Biological Psychiatry* 80, no. 6 (2016): 424–31, doi:10.1016/j.biopsych.2015.10.018.

[10] James W. Murrough, Dan V. Iosifescu, Lee C. Chang, Rayan K. Al Jurdi, Charles E. Green, Andrew M. Perez, Syed Iqbal, et al., "Antidepressant Efficacy of Ketamine in Treatment-Resistant Major Depression: A Two-Site Randomized Controlled Trial", *American Journal of Psychiatry* 170, no. 10 (2013): 1134–42, doi:10.1176/appi.ajp.2013.13030392.

[11] Anees Bahji, Gustavo H. Vazquez, and Carlos A. Zarate, "Comparative Efficacy of Racemic Ketamine and Esketamine for Depression: A Systematic Review and Meta-Analysis", *Journal of Affective Disorders* 278 (2020): 12473, doi:10.1016/j.jad.2020.09.071.

[12] S. E. Strasburger, P. M. Bhimani, J. H. Kaabe, J. T. Krysiak, D. L. Nanchanatt, T. N. Nguyen, K. A. Pough, et al., "What Is the Mechanism of Ketamine's Rapid-Onset Antidepressant Effect? A Concise Overview of the Surprisingly Large Number of Possibilities", *Journal of Clinical Pharmacy and Therapeutics* 42, no. 2 (2017): 147–54, doi:10.1111/jcpt.12497.

[13] Ole Kohler, Jesper Krogh, Ole Mors, and Michael Eriksen Benros, "Inflammation in Depression and the Potential for Anti-Inflammatory Treatment", *Current Neuropharmacology* 14, no. 7 (2016): 732–42, doi:10.2174/157015 9x14666151208113700.

[14] Wenyan Cui, Yuping Ning, Wu Hong, Ju Wang, Zhening Liu, and Ming D. Li, "Cross-Talk between Inflammation and Glutamate System in Depression: Signaling Pathway and Molecular Biomarkers for Ketamine's Antidepressant

Effect", *Molecular Neurobiology* (2018): 1–17, doi:10.1007/s12035-018-1306-3.

[15] Marieke Niesters, Christian Martini, and Albert Dahan, "Ketamine for Chronic Pain: Risks and Benefits", *British Journal of Clinical Pharmacology* 77, no. 2 (2014): 357–67, doi:10.1111/bcp.12094.

[16] Nolan R. Williams, Boris D. Heifets, Brandon S. Bentzley, Christine Blasey, Keith D. Sudheimer, Jessica Hawkins, David M. Lyons and Alan F. Schatzberg, "Attenuation of Antidepressant and Antisuicidal Effects of Ketamine by Opioid Receptor Antagonism", *Molecular Psychiatry* 24, no. 12 (2019): 1779–86, doi:10.1038/s41380-019-0503-4.

第五章
氯胺酮疗法：如何获得治疗

> **本章关键点**
>
> - 艾司氯胺酮和氯胺酮是快速起效的有效抗抑郁药物，其作用途径与传统抗抑郁药物不同。它们常常在其他药物不能发挥作用时发挥作用。
> - FDA 已批准将艾司氯胺酮用作传统抗抑郁药物的辅助药物。
> - 氯胺酮的专利保护已经过期，这使得寻求 FDA 批准的成本过高。但是，它治疗难治性抑郁症的有效性得到了科学文献的充分支持。

- 当考虑在医疗机构接受治疗时，你要询问他们如何处理突发医疗事件。虽然严重的副作用并不常见，但该诊所应该具备处理紧急情况的专业医疗能力。如果需要集中的治疗，确保他们能将你送到你的保险覆盖的医院。
- 向保险公司咨询如何使治疗得到保障。如果保险公司拒绝支付你的治疗费用，你或律师应与保险公司联系。礼貌地坚持有时是很有效的。
- 虽然每个人的情况不同，但大多数人都能在晚上接受治疗，并在第二天醒来时完全恢复正常。大多数人不需要为了治疗搁置自己的生活。

如果你曾尝试用氯胺酮进行治疗，你会了解到许多治疗中心都有很长的等候治疗名单，而且费用高昂。艾司氯胺酮［商品名速开朗（Spravato）］已获得 FDA 批准，可以联合抗抑郁药物使用，并被越来越多的保险覆盖，这让患者更能负担得起。不过，几周到几个月的治疗等待情况并不少见（在我执业的马萨诸塞州就是这样）。幸运的是，随着保险公司和临床医生对这些药物及其益处的经验越来越丰富，情况正在改善。为了更好地说明这些药物在临床中如何使用，我们先看一看萨莉使用艾司氯胺酮的治疗经历。

萨莉今年 55 岁，是 2 个成年子女的母亲，她和交往了 15 年

第五章 氯胺酮疗法：如何获得治疗

的男友住在波士顿郊外的一个小镇上。她从十几岁开始就断断续续地与抑郁症作斗争。她最近的一次抑郁发作大约在 12 年前突然出现，这占据了她的生活。在尝试了几种药物组合无效后，她几乎已经放弃了治疗，这时她在每月参加的一个互助小组中听说了氯胺酮中的一种化学物质——艾司氯胺酮。她迫切地需要治疗，但也担心氯胺酮"街头毒品"的坏名声。她小心翼翼地与诊所的护理医生讨论了这个问题，而医生向她保证说这是安全的尝试。她并没有完全相信，但也知道自己"必须做点儿什么"。她给医生推荐的诊所打了电话，并预约了精神科医生进行面谈。

在萨莉到达时，接待员热情地迎接了她，并让她填写了一些保险文件。随后医生走了出来，把她带进访谈室。他们回顾了她的近况，重点谈论这次抑郁症的发作是如何开始的，以及如何影响了她的生活质量和能力。他们还谈到了她十几岁时第一次发作时的情绪症状，以及这些症状如何在一生中间歇性反复出现。萨莉把自己尝试过的各种药物和停药的原因列举出来。当意识到这种疾病夺走了她和家人多少时间时，她发现自己比平时更加难过。萨莉自然而然地开始讲述母亲与抑郁症斗争的经历，以及她童年时期母亲不在家里的时光。萨莉还记起母亲的一个表亲是自杀身亡的，这件事她过去几乎忘记了，家里人也从不提起。时间过得很快，结束谈话时萨莉感到筋疲力尽。总的来说，她觉得面谈进行得很顺利，当医生告诉她可以从治疗中得到什么时，她对艾司氯胺酮的使用变得更加放心。

在第一次预约的晚上,萨莉提前几分钟到艾司氯胺酮诊所登记,焦急地等待治疗开始。她很快就答完了有关症状的问题,也完成了其他文书工作。护士出来接她,把她带到一个放有担架床用帘子隔开的小区域。护士让她躺在担架床上,保持舒适的姿势。护士很快接上了心电监护仪,为她测量了血压。之后一位麻醉医生走过来做了自我介绍,并询问了萨莉的一般健康状况和过去医疗情况。麻醉医生告诉萨莉,他将监测她使用艾司氯胺酮时的身体反应。随后精神科医生过来检查萨莉的情况,询问她的抑郁症状,并做了最后的解释工作。护士确认了精神科医生开出的艾司氯胺酮剂量,并核实了萨莉的姓名和出生日期以确保躺着的是患者本人。他们问萨莉是否准备好开始治疗。在萨莉说"是"之后,精神科医生让她先擤鼻涕。然后护士递给她用于输送药物的装置。萨莉把它插入自己的右侧鼻孔,直到感觉到装置接触到鼻子中间,然后她压住另一侧鼻孔,开始吸气,并按下活塞来给药。给药后,她被要求吸气几次,以确保药物在鼻腔里停留。然后,萨利将装置放入另一侧鼻孔并重复以上操作。由于艾司氯胺酮起始剂量需要使用2次装置,他们在5分钟后又重复了这一过程。

用药完毕后,萨莉戴上耳机躺下,打开手机里的播放器,闭上眼睛听轻音乐。萨莉开始觉得自己的意识有点儿模糊,接着觉得自己好像在另一个现实世界中。音乐变得更加强烈,她开始看到生动的、像梦境一样的图像,图像的颜色也很明亮。她没有感

第五章 氯胺酮疗法：如何获得治疗

觉到时间的流逝，但在意识到有人在邻近的隔间里走动和交谈时，她知道自己开始恢复意识了。渐渐地，她感到自己与周围环境的联系越来越紧密，越来越清醒。她看了时钟之后才知道这次经历持续了一个多小时。大约半小时后，护士检查了她的生命体征，发现她的生命体征回到了基线水平。

喝了一杯姜汁汽水后，萨莉觉得自己足够清醒，可以回家了，随后她的男友也走进隔间来接她。在走出诊所坐进汽车时，萨莉感觉自己走路有点儿不稳。回家的路程很短。他们回到家，男友把萨莉扶进屋里。之后，她就直接上床睡觉了。第二天早上萨莉醒来时，她发现自己轻松了许多。她没有感觉到过去几个月一直萦绕着她的那种沉重的悲伤。那一整天萨莉都感觉不错，但她注意到自己的情绪比早上有所回落。幸运的是，第二次治疗就是在这天晚上进行。过了3周，在第八次治疗后，萨莉感觉自己的情况持续好转，并准备过渡到接受诊所的维持治疗计划的阶段。

萨莉的经历中有两点在患者身上很常见——多年来尝试过多种药物，以及很快对氯胺酮产生反应。氯胺酮治疗中心已经相当普遍，现在艾司氯胺酮治疗中心也很常见，这也证明了患有难治性抑郁症的人数之多。据估计，在2015年至2018年，美国的氯胺酮诊所从60家增加到了300家[1]。尤其值得注意的是，在这段时间里保险报销范围通常不包括这种治疗，患者一直自费支付数千美元接受治疗。正如我们之前讨论的，氯胺酮只被FDA批准作为麻醉剂在机构使用,所以用于精神疾病被认为是"超说明书"使用。超说明书用药在精神疾病中是很常见的,但是当这些治疗方法的费用很昂贵时,保险公司通常不会支付费用。氯胺酮的情况就是如此。

让我来回答一些关于氯胺酮治疗的常见问题。

氯胺酮或艾司氯胺酮有效吗?

迄今为止,氯胺酮和艾司氯胺酮只在对一线抗抑郁药物(如百优解)某种程度上无反应的人群中进行过研究。那些将氯胺酮和艾司氯胺酮与患者正在服用的抗抑郁药物联合起来的研究表明,这两种药物对于重度抑郁症和双相抑郁症都是作用迅速、效力强大的抗抑郁治疗方法[2]。虽然许多精神健康专家的梦想是拥有能够精确指导诊断和治疗的测试方法,但它们目前还不存在。我们确实知道的是,如果你有重度抑郁症的临床症状,例如情绪低落,无法享受生活,睡眠、精力、食欲下降或注意力不集中,以及(对有些人来说)有死亡或自杀的念头,那么你可以用氯胺酮和艾司氯胺酮缓解这些症状。

应在何时尝试使用氯胺酮或艾司氯胺酮？

何时开始使用氯胺酮或艾司氯胺酮将取决于症状的严重程度和治疗团队对氯胺酮（或艾司氯胺酮）的态度。如果你的症状相当严重，或者有很多强烈的自杀意念，那么医生很可能会建议你尽早尝试氯胺酮、艾司氯胺酮，或者本书中讨论的其他治疗方法之一。如果一次又一次的药物治疗对你无效，这也可能促使医生推荐使用氯胺酮。另一个决定因素是临床医生是否见过患者使用氯胺酮后病情好转。没有什么比让深受抑郁症折磨的患者迅速好转更令人欣慰的了。好的结果必然会让临床医生看到这种治疗方法的潜力，这是任何科学研究都无法做到的。**最重要的是，请不要忘记，你可以问医生，试用氯胺酮或艾司氯胺酮对你是否有意义。**

氯胺酮和艾司氯胺酮的效果如何？

虽然我们没有预测疗效的指标，但我们确实知道，艾司氯胺酮和氯胺酮对耐药性抑郁症患者的有效率是非活性药物或安慰剂有效率的 1.3 倍至 3 倍[3]。

氯胺酮和艾司氯胺酮安全吗?

50多年来,氯胺酮一直作为麻醉剂在人体上使用,并具有良好的安全记录。正如我们之前所讨论的,艾司氯胺酮是氯胺酮中的一种化学物质,根据FDA严格的审批程序所提供的信息,它似乎同样安全[4]。作为一种麻醉剂,氯胺酮有许多理想的特性,会使患者产生一种被称为"游离麻醉"(dissociative anesthesia)的精神状态。换句话说,使用氯胺酮的手术病人感觉不到手术正在进行,但与大多数其他麻醉剂不同,而且非常重要的是,他们能保持自主呼吸[5]。此外,由于氯胺酮具有镇痛作用,它的疼痛控制效果显著且持续时间更长[6]。因为氯胺酮不抑制自主呼吸并且能维持血压,所以是越南战争期间最常用的战场麻醉剂[7]。它也曾用于婴儿和儿童麻醉。简而言之,氯胺酮不仅安全,而且具有治疗效果,已被发现对至少两种弱势群体有益。一个群体是士兵,他们有严重的战斗创伤并伴有失血;另一个群体是儿童,他们的身体比大多数成年人更脆弱。

大多数人对氯胺酮麻醉以及氯胺酮和艾司氯胺酮治疗抑郁症的耐受性相当好,即使有副作用也只是轻微的。请记住,用于治疗抑郁症的氯胺酮的剂量比用于全身麻醉的剂量要小,这进一步提高了治疗的安全性。

氯胺酮会被滥用或令人上瘾吗？

氯胺酮的解离作用可以使一些人产生愉悦的快感，还能增强大脑中多巴胺的活动。后者是包括巧克力在内的许多令人愉悦的物质共有的特征。我并不是要弱化滥用或成瘾的风险。仔细筛查患者的成瘾史并监测滥用的迹象，使许多人能够安全地受益于氯胺酮和艾司氯胺酮的抗抑郁作用，认识到这一点是很重要的[8]。为了提供更多的量化信息，埃娃·魏斯博士（Dr. Ewa Wajs）及其同事报告了艾司氯胺酮的长期安全数据[9]。这项为期 1 年的研究纳入 802 名受试者。364 名受试者服药 6 个月，136 名受试者服药 12 个月。为了监测研究期间药物成瘾的可能性，研究人员每八周对受试者进行一次尿液药物筛查。在 802 名受试者中，只有 7 名受试者的药物筛查结果为成瘾性药物阳性。总的来说，阳性筛选率只有 0.0146/ 人 / 年，或 1.46%/ 人 / 年。

氯胺酮有什么副作用？

氯胺酮和艾司氯胺酮被报告的副作用可分为三个基本类别：心血管、全身和神经系统副作用。

心血管副作用

氯胺酮的心血管副作用可能包括心率加快、血压升高和心律失常。同样，为了提供背景资料，艾司氯胺酮与17%的受试者血压升高有关，而安慰剂组只与2%相关；艾司氯胺酮受试者中心率加快的有2%，而安慰剂组有0.5%。这些副作用反映了氯胺酮具有类似兴奋剂的作用。矛盾的是，氯胺酮也会导致心率减慢和血压降低，但后一种情况要少得多[10]。

这些影响是在使用氯胺酮或艾司氯胺酮之前需要彻底检查患者是否有过的心脏或血管问题的原因。这些检查是预检过程的重要组成部分。即使患者没有相关病史，在使用氯胺酮期间和之后的几个小时内，医生也应该对患者的心血管进行监测。

有一小部分人的心律和血管，特别是供应心脏的血管有"无声"的障碍[11]。这些问题被认为是"无声"的，因为它们非常轻微，在正常情况下不会引起症状。但是当心脏循环系统受到压力时，例如当氯胺酮引发心率和血压上升时，心脏组织对血流和氧气的需求会超过这些人的心血管系统的输送能力。在急诊室使用氯胺酮的医生报告过这种现象，但在FDA批准的艾司氯胺酮研究中没有发现这种现象[12]。

在患者的血管有结构性缺陷时，氯胺酮对心脏的影响也可能是一个问题。动脉瘤是血管壁的弱点，它使患者在血压升高时容易发生血管破裂。同样，如果血管畸形，小动脉中的血直接流入静脉，没有毛细血管来缓冲动脉一侧的压力，那么患者也可能严重出血。由于这些情况罕见[13]，因此它们导致的并发症也很罕见。为了避免这些风险，在使用氯胺酮或艾司氯胺酮时，医生应该筛查患者是否有心脏或血管问题的病史，并确保在使用氯胺酮或艾司氯胺酮时能紧急获得集中的医疗资源。**但我想再次强调，这些情况并不常见，良好的治疗前检查应该能排除以上问题或担忧。**

全身副作用

抗抑郁剂量的氯胺酮带来的常见的全身副作用包括恶心和呕吐、血液中肝酶增加以及黄疸。在氯胺酮研究中，患有中度至重度肝病的受试者血液中药物浓度较高，这表明他们可能需要更低的剂量[14]。

在服用艾司氯胺酮的受试者中，2%的人出现尿路疾病，如尿血和膀胱炎，而服用安慰剂的受试者中有1%出现同样的情况。

神经系统副作用

在治疗过程中，氯胺酮可能需要提高起始剂量以达到抗抑郁的效果。在治疗剂量下，人们通常会经历一次"旅行"或解离性发作。对大多数人来说，这是一种愉快甚至神秘的体验，有些人将其描述为生活的改变。然而，对一些人来说，它可能唤醒对过去的创伤性事件的记忆，或与被困或无助的感觉有关。采取支持性的方法安抚患者、鼓励他们克服这些感觉可以起到很好的治疗作用，甚至比只治疗抑郁症的效果更好。在发作期间，患者有时会报告激动、恐惧、惊慌、不愉快的解离效应（即与身体分离的感觉）、幻觉、噩梦和生动的梦境或梦样状态。患者在治疗期间和治疗后的一段时间内通常会感到宁静。

其他基于神经系统的副作用包括失眠（主要是在治疗当晚）、味觉改变、言语不清、复视、肌肉抽搐、震颤、失去平衡，以及重复、不受控制的眼球运动（眼球震颤）。这些副作用通常也是暂时的，并会随着时间流逝和获得支持性措施而消失。由于艾司氯胺酮确实经过了临床试验以获得 FDA 的批准，我们有一些数据可以说明这些副作用在接受抑郁症治疗的患者中出现的频率。我选择了一些最常见的副作用，让你了解它们的发生频率[15]。

表 5.1　最常见的副作用

	艾司氯胺酮	安慰剂
解离	61%	5%
恶心	28%	9%
镇静	23%	9%

第五章 氯胺酮疗法：如何获得治疗

续　表

	艾司氯胺酮	安慰剂
眩晕（头晕）	23%	3%
焦虑/躁动	13%	6%
血压升高	10%	3%
呕吐	9%	4%
失眠	8%	7%

如何找到氯胺酮治疗中心？

如果你和医疗团队觉得氯胺酮或艾司氯胺酮治疗对你来说是值得尝试的，那么下一步就是找到一个能够熟练且专业地使用这些药物的医疗机构或诊所。最简单的方法是询问精神科医生或者家庭医生。如果他们会优先考虑某位医生或某个机构，那么选择听从建议是合理的。如果他们没有推荐，那么就从网上寻找资源。专门针对氯胺酮的资源网站有几个。强生公司（艾司氯胺酮的制造商）也有一个网站，列出了提供治疗的诊所。由于你在抑郁的时候可能连下床都很困难，所以你可能需要家庭成员、朋友或其他重要人士帮助你进行搜索。

如果你生活在精神疾病医疗资源有限的地区，你可能需要考虑在进行治疗之前获得其他意见。多年来，我看到过许多抑郁症患者被不同类型的医生治疗。这些医生都心怀好意，并且有些人可以用超出他们专业的知识来帮助需要帮助的人。如果你目前没有接受有精神科训练背景的治疗师或从业者的帮助，而且病情没有好转，那么在寻求氯胺酮或艾司氯胺酮治疗之前，你应该考虑让精神科医生对你进行全面评估。这将帮助你明确诊断结果，确定可能影响治疗反应的其他精神疾病，并排除可能伴有这种精神症状的疾病，例如甲状腺激素水平低下。家庭医生通常可以帮助你找到这些医生。

如果家庭医生和其他你足够信任的人没有提供建议，或者你试着找过他们推荐的人，但对方并不适合你，那么你还有其他选择。在继续讨论如何寻找其他医生之前，让我们谈谈如何提高你与医生成功联系的概率。

首先，想一想你过去与医生的正面接触。你是等着他们问你问题，还是在网上查好资料之后带着问题清单来看医生，抑或介于二者之间？你可以使用适合你的任何方法。不管你做的调查是多还是少，有些医生可能都不会对你的问题给出积极的回应。如果你发现自己处于这种情况，不要犹豫，问问他们希望你做多少调查，看看你是否能接受他们的答复。其次，选择医生时要考虑的另一件事是他们如何向你传达信息。他们会以一种让你能够理解且不仓促的方式呈现这些信息吗？他们会花时间来回答你的问题吗？最后，他们看起来像热情并且有兴趣帮助你的人吗？如果你没有感觉到自己与他们有直接的联系，也许你可以再去一次。每个人都有不开心的时候，而第二次去看这位医生可能会让你有

第五章 氯胺酮疗法：如何获得治疗

完全不同的体验。

要向潜在的治疗抑郁症的新医生询问的其他问题包括以下几个方面：

（1）**你的咨询费和治疗费用是多少？** 这个问题与其说是问医生，不如说是问前台工作人员。我讨厌谈论钱的问题，但有些人因大笔医疗费用而不得不申请破产。把你的时间投到你无法负担其服务和治疗费用的临床医生身上是没有意义的。

（2）**你会治疗我这个年龄段的人吗？**

（3）**你治疗我这样的人吗？** 说出你具备的特征或所属的群体，例如性少数群体。

（4）**你治疗心境障碍吗？** 具体来说，你是否愿意治疗患复杂性疾病或有耐药性的患者？

（5）**你只关注药物治疗吗？** 许多心理冲突和悲伤可以伪装成抑郁症。你需要一个对不同的心理治疗方法都有一定了解的人。

（6）**你知道氯胺酮/艾司氯胺酮吗？** 你会使用它吗？

（7）**你知道 rTMS 吗？**

（8）**你知道 ECT 吗？**

如果你认为这个医生不行，那么你通常还有其他选择，也可以找到一个令你负担得起费用的医生。美国卫生与公众服务部（The US Department of Health and Human Services）在物质滥用和精神健康服务管理局（Substance Abuse and Mental Health Services Administration）下设立了一条全国求助热线，为来访者提供保密的当地治疗资源转诊服务。美国抑郁症和双相情感障碍支持联盟（The Depression and Bipolar Support Alliance）是一个"以同行为导向的全国性组织"，有互助小组和其他有用的在线资源。还有几个在线网站可以提供帮助。最重要的是找到让你感到舒服的资源和医生，他们能帮助你更好地恢复。

你应该把与临床医生的初次接触看作一次双向访谈。你需要看你是否想与他们合作以及他们是否可能对你有帮助，而他们也在努力判断他们是否能对你有帮助。有两个问题可能有助于厘清这一点。

第一个问题是，你喜欢这个人的风格吗？有些医生非常有效率，直奔主题；有些医生似乎更平易近人，会花点儿时间寒暄。如果你和我一样，第一种类型的医生可能会引起焦虑，有时会让你忘记问重要的问题。在选择医生时，我通常更青睐会"慢慢来"的人。

第二个问题是，这个人真的了解你的问题吗？许多从业者对心境障碍有很好的认识，但专家会问一些小细节，并能告诉你什么事情是不合理的。他们就是"知道"这些。试着找一个能以深厚的知识给你带来信心的人。

如何选择氯胺酮治疗中心？

与 ECT 和 rTMS 一样，在选择与特定的氯胺酮提供者合作

第五章　氯胺酮疗法：如何获得治疗

时，你要考虑的最重要的因素是与他们合作时是否感到舒适。治疗中心的工作人员应该看起来很有条理和学识。医生应全面了解病史，并给你时间提出问题。不过，他们应该会很繁忙，所以你通常需要等待一段时间。研究表明，接受复杂手术的病人可以通过选择最常做该手术的外科医生来提高自己的存活机会。虽然使用氯胺酮不是做手术，但熟能生巧的规律似乎在整个医学界都适用。你应该去一个已经经营了一段时间并且很忙的治疗中心。

大量的治疗需求和心理健康专业人员的普遍短缺，导致各个诊所提供的专业帮助有很大的差异。本章开头所描述的治疗方法是学术医疗中心的典型做法。在社区环境中情况可能有所不同。一家氯胺酮或艾司氯胺酮诊所需要具备的最低资质是：

- 有能力提供药物，并在给药后的几个小时内监测病人的生命体征。

- 有能力处理药物的不良反应——考虑到大多数前来接受治疗的人都患有严重的疾病，而且人们在服用氯胺酮后会出现一系列的反应，氯胺酮中心应该有能力处理医疗和精神方面的紧急状况。

- 能够长期有效监测患者抑郁症状，以确保其安全地得到改善；如果出现紧急情况，有能力安排适当的、更集中的治疗。

· 097 ·

治疗中心应具备的另一个能力是管理氯胺酮和艾司氯胺酮的精神和医疗副作用的能力。虽然氯胺酮和艾司氯胺酮已经安全地使用在许多患者身上，但治疗中心仍需要为可能出现的严重副作用做好准备。

自杀意念在接受治疗时加重怎么办？

自杀想法在抑郁症患者中很常见。患者通常并不是真的想死。大多数情况下，这种想法意味着他们想结束强烈的心理痛苦。通常情况下，当人们确信抑郁症和痛苦会得到解决时，他们就能控制这些想法。然而，还有一些人的抑郁症已经到了更严重的程度，让他们觉得自己需要按照这些想法行动。他们如果对治疗只有轻微或部分的反应，就会开始感到绝望。如果在绝望消失之前他们有足够的精力按照冲动行事，情况就会变得危险。治疗中心应具备专业知识，以及仔细监测和管理这些症状的能力。

如何处理医疗紧急情况？

另一个重要的问题是治疗中心如何处理医疗紧急情况。我想强调的是，**艾司氯胺酮和氯胺酮都具有很高的安全性**，很少出现

第五章 氯胺酮疗法：如何获得治疗

严重的医疗后果。然而，它们确实会使血压和心率升高，这些影响可能会加重以前轻微的心脏或血管疾病。在极少数情况下，这可能导致心律异常、心脏病发作或中风。同样，治疗中心应该有能力处理这些类型的紧急情况，并能够提供更集中的护理。

从财务角度看，你应该查询你的保险计划，以确保治疗中心使用的医疗设施产生的费用在你保险的覆盖范围内。你肯定不想在艾司氯胺酮或氯胺酮产生了副作用之后再支付一大笔医药费。

如何进行治疗？

这视情况而定。由于氯胺酮尚未被FDA批准用于治疗心境障碍，因此大多数保险都没有将其包括在内，于是人们在寻找负担治疗费用的方法方面有了新想法。氯胺酮最常见的给药方式是静脉注射。不过，也有人让药房制作鼻腔喷雾剂，就像通过鼻子吸入的喷雾型感冒药。其他医生曾尝试让患者把氯胺酮放在舌头下，使其被吸收而不是吞下。还有人尝试以栓剂形式给药。采用这些方法都是为了避免药物通过肠道和肝脏，而这是药物被吞下时发生的情况。他们这样做是因为，当氯胺酮被口服并吞下时，只有20%—25%的药物进入血液，而静脉注射的比例是100%。相比之下，艾司氯胺酮只被批准通过鼻腔吸入的方式给药。

使用这两种药物时要考虑的另一个重要因素是将其与哪种传

统抗抑郁药搭配使用。FDA批准艾司氯胺酮作为标准抗抑郁药的辅助药物使用,一些承保氯胺酮的保险公司使用这一标准。

治疗需要花很多时间吗?

大多数情况下答案是否定的。大多数中心在晚上进行治疗。通常患者在治疗后回家睡觉。第二天早上,药物从患者的体内排出,他们就可以继续正常生活了。然而,有些人报告在接受治疗的当晚失眠。如果你在接受治疗后无法入睡,那么第二天最好不要承担需要持续专注的任务,例如工作、驾驶和照顾孩子。

出现其他副作用也要这样做。如果你发现这种情况持续到第二天,请调整日程安排,给自己留出时间恢复。此外,一定要向提供艾司氯胺酮医生反映这些副作用,因为他们可能会给你一些药物来应对这些症状。

使用氯胺酮还是艾司氯胺酮?

一些人认为艾司氯胺酮是氯胺酮中的有效成分。但比较这两种药物的数据很少,唯一的直接比较发现,艾司氯胺酮的效力并不比氯胺酮差。这项研究的目的不是证明哪种更好，而是证明其中一种的效力并不比另一种弱。这个结果基于复杂的统计数据得出，我就不赘述了。

就治疗而言，抑郁症治疗每天都要花很多钱。因此，你应该选择这两种药物中你能在家附近获取、能负担得起费用的药物。有的保险可能倾向于艾司氯胺酮，但也有些保险倾向于氯胺酮，因为后者的成本更低。

治疗后我会有什么感觉？

大多数服用氯胺酮或艾司氯胺酮的人描述了一种漂浮感，以及在半清醒状态下与身体脱节的感觉。大多数人的体验是中性的，甚至是愉快的。另一些人觉得不舒服，会有轻微的焦虑。少数人会有明显的焦虑和烦躁，极少数人会有偏执性妄想和或幻觉。大多数时候，这些副作用可以通过服用一定剂量的苯二氮䓬类药物（benzodiazepine）处理，比如常用于治疗急性焦虑的劳拉西泮（lorazepam）。因为氯胺酮或艾司氯胺酮可能产生严重到需要药物治疗的焦虑，所以你需要确保由擅长氯胺酮治疗的医生给你进行治疗并制订临床计划。

我感觉好多了，之后怎么办？

抑郁症和其他精神疾病更令人沮丧的部分是，这些症状往往会复发。一般来说，病情好转后，患者通常需要接受相同剂量的药物，继续进行相同的治疗，以保持更好的状态。就艾司氯胺酮而言，在最初的 4 周诱导治疗和每周 2 次的治疗后，建议的维持计划是每周治疗 1 次，持续 4 周，然后每隔 1 周治疗 1 次。如果患者情绪下降，维持计划就回到每周治疗 1 次，以恢复情绪。就氯胺酮而言，可参考的数据比较有限，但公认的做法是在每周治疗 1 次和每月治疗 1 次的频率之间根据患者个人需求进行调整。患者的抑郁症状消失一段时间之后，医生可以逐渐增加治疗间隔或减少用药剂量。

请注意，FDA 批准了将艾司氯胺酮用作标准抗抑郁药物的辅助药物。幸运的是，药物并不是唯一具有抗抑郁作用的治疗方法。研究证明认知行为治疗和运动也具有抗抑郁的效果。如果你已经在接受治疗和定期锻炼，请继续保持。如果没有，在开始因氯胺酮或艾司氯胺酮治疗感觉好转时，你可以看看是否能够将这些治疗方法加入治疗方案。

治疗费用是多少？

氯胺酮和艾司氯胺酮的成本由两部分组成。首先是药物的成

第五章 氯胺酮疗法：如何获得治疗

本。氯胺酮的药物成本通常是非常少的。艾司氯胺酮是较新的药物，价格较贵，但除了部分患者自负的费用，其他费用基本都由保险公司支付。

第二部分是给药和监测患者治疗全程的费用。在撰写本书时，我粗略计算在波士顿接受一次氯胺酮输液的总费用约为600美元。这个数字会因治疗中心所在地点而异，也取决于其他几个因素，包括诊所的固定成本（员工工资、租金等）。好消息是，由于艾司氯胺酮被FDA批准使用，保险公司开始支付使用它的费用。一些保险公司甚至开始承保氯胺酮输液。在开始治疗之前，你可以与健康保险公司的客户服务部门联系，看看你打算看的医生是否在保险覆盖范围内。如果不在，你应该要求保险公司提供在你附近且保险覆盖的能提供治疗的医生名单。如果看这些医生需要你等待很长时间，你应该向保险公司询问其他选择。例如，保险公司可能会同意为你支付在保险覆盖范围外但能更快治疗你的医生带来的费用。大多数保险公司要求在你开始治疗前审查和授权艾司氯胺酮治疗。如果他们拒绝授权治疗，即使在临床医生提出申诉后，你也可以打电话给保险公司的客户服务热线，问他们还有什么其他的选择可以让你得到这种治疗。永远不要低估礼貌地坚持的力量。

发现氯胺酮的抗抑郁特性是精神治疗领域最重要的突破之一。我看到过很多患者在尝试了多种药物并强忍着明显的副作用与抑郁症斗争多年后，因氯胺酮和艾司氯胺酮得到了真正的缓解。在熟练的临床医生手中，氯胺酮和艾司氯胺酮是安全和有效的。更重要的是，它们既可以挽救有自杀倾向的患者的生命，也可以改变与慢性抑郁症斗争的人的生活。

参考文献

［1］ Ethan Minkin, "The Ketamine Clinic Craze: Legalities and Possibilities", Harris Bricken, March 4, 2020, https://harrisbricken.com/cannalawblog/the-ketamine-clinic-craze-legalities-and-possibilities.

［2］ Anees Bahji, Gustavo H. Vazquez, and Carlos A. Zarate, "Comparative Efficacy of Racemic Ketamine and Esketamine for Depression: A Systematic Review and Meta-Analysis", *Journal of Affective Disorders* 278 (2020): 12473, doi:10.1016/j.jad.2020.09.071.

［3］ Göran Bergström, Margaretha Persson, Martin Adiels, Elias Björnson, Carl Bonander, Håkan Ahlström, Joakim Alfredsson, et al., "Prevalence of Subclinical Coronary Artery Atherosclerosis in the General Population", *Circulation* 144, no. 12 (2021): 916–29, doi:10.1161/circulationaha.121.055340.

［4］ Bergström et al., "Prevalence of Subclinical Coronary Artery Atherosclerosis in the General Population", 916–29.

［5］ Yanhui Liao, Yi-lang Tang, and Wei Hao, "Ketamine and International Regulations", *American Journal of Drug and Alcohol Abuse* 43, no. 5 (2017): 1–10, doi: 10.1080/00952990.2016.1278449.

［6］ Linda Li and Phillip E. Vlisides, "Ketamine: 50 Years of Modulating the Mind", *Frontiers in Human Neuroscience* 10 (2016): 612, doi:10.3389/ fnhum.2016.00612.

［7］ Vwaire Orhurhu, Mariam Salisu Orhurhu, Anuj Bhatia, and Steven P. Cohen, "Ketamine Infusions for Chronic Pain: A Systematic Review and Meta-Analysis of Randomized Controlled Trials", *Anesthesia & Analgesia* 129, no. 1 (2019):

241–54, doi:10.1213/ane.0000000000004185.

［8］Chittaranjan Andrade, "Ketamine for Depression, 1: Clinical Summary of Issues Related to Efficacy, Adverse Effects, and Mechanism of Action (Clinical and Practical Psychopharmacolgy)", *Journal of Clinical Psychiatry* 78, no. 4 (2017): e415–e419, doi:10.4088/jcp.17f11567.

［9］Ewa Wajs, Leah Aluisio, Richard Holder, Ella J. Daly, Rosanne Lane, Pilar Lim, Joyce E. George, et al., "Esketamine Nasal Spray Plus Oral Antidepressant in Patients with Treatment-Resistant Depression: Assessment of Long-Term Safety in a Phase 3, Open-Label Study (SUSTAIN-2)", *Journal of Clinical Psychiatry* 81, no. 3 (2020), doi:10.4088/jcp.19m12891.

［10］Esketamine package insert; Andrade, "Ketamine for Depression, 1."

［11］Polychronis E. Dilaveris and Harold L. Kennedy, "Silent Atrial Fibrillation: Epidemiology, Diagnosis, and Clinical Impact", *Clinical Cardiology* 40, no. 6 (2017): 413–18, doi:10.1002/clc.22667; Bergström et al., "Prevalence of Subclinical Coronary Artery Atherosclerosis in the General Population."

［12］Esketamine package insert; Justin Lin, Yelena Figuerado, Adrienne Montgomery, Jonathan Lee, Mark Cannis, Valerie C. Norton, Richard Calvo, and Harminder Sikand, "Efficacy of Ketamine for Initial Control of Acute Agitation in the Emergency Department: A Randomized Study", *American Journal of Emergency Medicine* 44 (2021): 306–11, doi:10.1016/j.ajem.2020.04.013; Steven M. Green, Mark G. Roback, Robert M. Kennedy, and Baruch Krauss, "Clinical Practice Guideline for Emergency Department Ketamine Dissociative Sedation: 2011 Update", *Annals of Emergency Medicine* 57, no. 5 (2011): 449–61, doi:10.1016/j.annemergmed.2010.11.030.

［13］Wenyan Cui, Yuping Ning, Wu Hong, Ju Wang, Zhening Liu, and Ming D. Li, "Cross-Talk between Inflammation and Glutamate System in Depression: Signaling Pathway and Molecular Biomarkers for Ketamine's Antidepressant Effect", *Molecular Neurobiology* (2018): 1–17, doi:10.1007/s12035-018-1306-3.

［14］Esketamine package insert.

［15］Esketamine package insert.

第六章

经颅磁刺激疗法：用磁治疗抑郁症

本章关键点

- 目前临床上使用的 rTMS 是一种有效治疗难治性抑郁症的方法，其疗效只会不断增强。
- 脉冲的发展，如 θ 脉冲刺激的发展，使 rTMS 的疗程缩短。脑成像研究表明 TMS 能使大脑中情绪回路发生显著变化，并使其正常化。
- rTMS 通常能帮助临床患者在治疗过程中简化药物治疗并减少副作用。因为 rTMS 既不需要全身麻醉也不会影响记忆，所以患者在接受 rTMS 治疗的同时，仍

第六章 经颅磁刺激疗法：用磁治疗抑郁症

> 然能正常地进行日常生活，基本不会受到治疗的影响。
> - 既往药物治疗失败的患者中，rTMS 有效率为 50%—60%。
> - rTMS 已被证实对其他心理健康疾病有效，例如强迫症和吸烟成瘾。目前的数据表明，rTMS 治疗 PTSD 也颇有前景。
> - 与 ECT 不同的是，rTMS 和 TBS 治疗前不需要麻醉，也不需要通过诱发癫痫来治疗抑郁症。

经颅磁刺激已经成为一种高效的治疗抑郁症、强迫症和烟瘾的方法。这项技术投入使用的时间相对较短。人们一开始将经颅磁刺激用于探索不同脑区的功能，而现在它已发展成为一种高效的临床治疗手段。为了帮助你更好地了解经颅磁刺激治疗及其使用时机，我们将从汤姆与抑郁症斗争的故事讲起。

汤姆现在 52 岁了。从 30 多岁开始，他的抑郁症每隔几年就会复发。他的抑郁发作通常在调整抗抑郁药物和治疗时间后能得到缓解。多年来，汤姆也找过许多心理治疗师。他最近的一次抑郁发作是在 1 年前，那时他刚刚离婚。虽然有一群支持他的朋友，子女也经常和他联系，但大多数时候他还是感到很沮丧。汤姆无法因生活中任何美好的事情感到快乐，甚至考虑过通过自杀来结束这种痛苦的状态。精神科医生调整了药物，让他同时服用三种不同的抗抑郁药物。这些药物起了点儿作用，但也引起了失眠和嗜睡，似乎让汤姆的情况变得更糟。汤姆一直在现在的心理治疗师处就诊，他觉得这名治疗师很适合自己，因为他们曾经共同解决了过去出现的问题。然而，无论走到哪里，他都无法彻底摆脱笼罩在他身上的乌云。

汤姆的精神科医生建议他试试 ECT，但没有人能在他接受 ECT 治疗后接他回家，他也没法从工作中抽出时间。他在办理离婚的那段时间额外休假并且不能按时上班，他感觉这已经耗尽了老板对他的好感。他担心老板会以此为借口，聘用薪水要求更低的年轻人来取代他。

精神科医生随后建议他尝试进行经颅磁刺激试验（TMS 或 rTMS）。虽然经颅磁刺激治疗需要花费大量的时间，但他可以在早上先完成这项治疗，然后再开始一天的工作。汤姆同意试一试。rTMS 治疗开始的时候，他感到有点儿不舒服。治疗团队移动 rTMS 治疗使用的电磁线圈，并将其轻轻地压在他头部的左侧。找到合适的位置，治疗便开始了。他们给了汤姆一副耳塞来阻挡机器发出的咔嗒声，以此保护他的听力。治疗时，汤姆还感到头皮上一阵抽搐。然而，他很快就习惯了 rTMS 治疗，并且很乐意每天都来接受治疗。

几周后，汤姆周围的乌云开始消散。他注意到，日常生活对他来说变得轻松了，不再那么费劲。5 周后，他和大儿子周末去露营时玩得很开心，对此他感到很惊讶。6 周后，汤姆感觉好了很多，可以停止 rTMS 治疗了。他仍然需要修复与老板的关系，

第六章　经颅磁刺激疗法：用磁治疗抑郁症

并作为独居人士找到新的"正常"生活，但他服用的药物已经减量，他有了更多的精力，也有信心能够更好地生活。

什么是重复经颅磁刺激，它是如何被发现的？

经颅磁刺激最初用于刺激大脑的特定区域以探测其功能。研究人员随后发现，如果反复施加刺激，它可能会改变目标大脑区域的活动。这种重复施加经颅磁刺激的治疗方法被称为重复经颅磁刺激（rTMS），TMS 和 rTMS 这两个术语目前可以互换使用。

在较短的时间内，TMS 从一种了解大脑的工具变成了一种治疗抑郁症、强迫症和烟瘾的成熟方法。然而，rTMS 可能还有很大的发展潜力，研究人员还在积极研究 rTMS 的设备、刺激设置和其所针对的部分大脑区域。随着进一步研究，rTMS 未来的影响力和应用范围肯定会继续扩大。在本部分，我将简要介绍 TMS 如何从起初的一个想法逐渐发展，直到获得 FDA 的许可，成为一种治疗抑郁症的方法。我也将分享 TMS 最新的进展及其在治疗中的运作方式。

经颅磁刺激基于电磁铁的物理原理。电磁铁是一种线圈，只有在线圈通电时才会变成磁铁。电磁铁的一个特性是，当在一个通电的电磁线圈旁边放置第二个线圈时，第二个线圈会受到影响，产生电流。**催生经颅磁刺激的关键洞察是，当使用电脉冲在**

大脑回路中通电时，我们可以将大脑视为受到第一个电磁线圈影响的第二个电磁线圈。

TMS 最初是于 1985 年由安东尼·巴克博士（Dr. Anthony Barker）及其同事在英国发明的。TMS 分别于 2002 年在加拿大和 2008 年在美国首次被批准用于治疗难治性抑郁症[1]。从最初开发到批准临床使用之间有时间差距在一定程度上反映了 TMS 是作为研究局部脑功能的一种技术被开发的。这也反映了一个事实，即 TMS 是在电休克疗法的复兴时期发展起来的。那时人们试图了解 ECT 如何治疗抑郁症。当时主流的理论认为 ECT 治疗诱发的癫痫发作对患者的康复是必要的[2]。TMS 通常不会引起癫痫发作，所以使用 TMS 的医生不能沿用使用 ECT 的经验来确定将电磁线圈放在哪里、刺激强度调至多高、治疗需要持续多长时间，或者提供多少个疗程。简而言之，他们必须抛下已有的经验，从头开始把 TMS 发展成一种治疗精神疾病的方法。最终，人们发现了如何利用持续的刺激对脑回路施加更持久的影响以治疗抑郁症和其他脑部疾病。

我们如何知道 rTMS 有效？

大规模临床试验的数据表明 rTMS 的潜在收益大于治疗风险，于是 FDA 批准了将 rTMS 用于抑郁症治疗。在 2004 年之前，

rTMS虽然仍处于研究阶段，但已经在一些小型单中心研究中进行了试验[3]。虽然这些研究的综合结果表明rTMS是一种治疗抑郁症的有效方法，但其中一些研究使用了不同的治疗技术，还有一些研究显示rTMS没有抗抑郁作用。此外，由于FDA一般拒绝仅根据小型单中心研究的结果批准用于人体的治疗方法，rTMS在多个临床中心进行大规模的试验之后才被允许用于常规临床实践。

2007年，两项多中心rTMS试验的结果报告发布。这两项结果的差异揭示了rTMS这一新兴技术面临的挑战。第一项研究由尤韦·赫维希博士（Dr. Uwe Herwig）及其同事在10月报告。这项研究对德国7家诊所的127名抑郁症患者进行了治疗[4]。为了尽可能保持治疗的自然性，被试同时接受了抗抑郁药物和rTMS治疗。被试被分为积极治疗组和对照组。积极治疗组接受了促进他们大脑左前部（左侧前额叶皮层）活动的脉冲刺激，他们连续15个工作日接受rTMS治疗。对照组在相同时间内接受非活动性rTMS，即伪rTMS治疗。这项研究发现积极治疗组和对照组的抗抑郁反应没有差异。

虽然该研究的结果不尽如人意，但在不久后的2007年12月第二项研究报告出现了。幸运的是，这项由纽诺奈公司（Neuronetics）进行的大型rTMS多中心试验成功了。在2004年1月至2005年8月，23个研究中心的301名患有难治性抑郁症的被试接受了rTMS或伪rTMS治疗。与德国的研究类似，积极治疗组中，线圈被放置在被试的左侧前额叶皮层区域，对其施加脉冲频率以刺激皮层下方的脑组织。第一项研究和第二项研究的关键区别在于，第二项研究中积极治疗组的被试先在6周内每周接受5天的rTMS治疗，然后在接下来的3周里每周接受2天的rTMS治疗。到第六周时，积极治疗组的症状缓解率基本上是模拟治疗组（伪治疗组）的2倍[5]。第二项试验强有力地证实了rTMS治疗抑郁症的有效性，这也是2008年FDA设备部门批准纽诺奈公司的装置在美国使用的关键原因之一。

虽然这项研究符合FDA的标准，并使rTMS被确立为抑郁症的合法治疗方法，但学界仍然需要针对rTMS的临床使用进行大量研究。考虑到这一点，美国国家精神卫生研究院（the National Institute of Mental Health）赞助了TMS优化研究（或称OPT-TMS）。这项优化研究在四所大学医院的rTMS中心进行，它旨在通过确定积极rTMS治疗的最佳刺激持续时间和强度（或者说rTMS的剂量），来确定如何最佳地应用rTMS治疗。在190名被试中，有154人完成了这项研究。积极治疗组的缓解率约为30%，是对照组的4倍[6]。

除此之外，激动人心的消息还有更多。自从rTMS获得FDA的批准，被允许用于增强抗抑郁药物对抑郁症的疗效，我们在如何最有效地使用rTMS治疗方面的认识有了极大提升。2012年，琳达·卡本特博士（Dr. Linda Carpenter）及其同事报告了在"真实世界的临床实践环境"中接受rTMS治疗的307名患者的治疗结果[7]。这项研究的被试完成了用以评估他们在rTMS治疗过程中的心境的评分量表。报告显示，经过 6 周的治疗后，大约 52%的患者对 rTMS 治疗有反应，31% 的患者的抑郁症得到了缓解。无论从哪方面来看，这些数据都非常有意义，尤其是将这些数据结果与美国国家精神卫生研究院资助的 STAR*D 研究比较时。STAR*D 研究发现，早期使用两种抗抑郁药物治疗都无效的患者的缓解率为 12%—20%，而具体的缓解率取决于使用的抗抑郁药物[8]。

琳达·卡本特博士的研究也证实了早期研究中的一些重要发现。首先，年轻的患者往往比 55 岁及以上的患者对 rTMS 的反应性更好。其次，患者在尝试 rTMS 前使用过且无效的药物越多，他们对 rTMS 产生反应的可能性就越小。这一规律也被证实适用于抗抑郁药物、氯胺酮和 ECT。

还有一个值得关注的问题是，抗抑郁药物与 rTMS 联合使用是否比与其他药物的联合使用更有效。一些对照研究使用了文拉法辛［venlafaxine，商品名怡诺思（Effexor）］或米氮平［mirtazapine，商品名瑞美隆（Remeron）］，这两种药物具有广谱抗抑郁活性，但结果有些令人失望。然而，基于其他抗抑郁药物对脑电节律的影响，我们可以设想其与 rTMS 联合使用时效果可能更好。我们仍在探索 rTMS 对使用特定抗抑郁药物患者的有效性，我稍后会详细介绍相关信息。

为什么患者会在尝试 rTMS 前尝试多种抗抑郁药物？

不论你是否相信，但患者在接受 rTMS 治疗之前通常已经有长达数月甚至数年的抑郁症病史。在某种程度上，这种情况出现是因为他们可能没有听说过 rTMS，或者他们在居住的社区中接触不到 rTMS。而且，抑郁症很"狡猾"。抑郁症经常夹杂在生活压力中出现，而患者通常认为自己是因为生活压力感到痛苦。他们在痛苦持续很长时间之后才会意识到自己患有抑郁症。在汤姆的案例中，他曾与抑郁症作斗争，能够辨别抑郁症状，所以他没有耽误药物治疗。但和部分患者一样，在尝试 rTMS 之前，他确实曾尝试通过接受心理治疗来对抗抑郁症。

第二个经常耽误患者寻求 rTMS 治疗的因素是临床医生存在偏见，他们倾向于药物治疗而非程序性干预。几年前，抑郁症的主要治疗方法从精神分析转向抗抑郁药物，这一转变过程堪比一场街头斗殴。最终，药物治疗成了抑郁症的主要治疗方法，因为对大多数患者来说，药物治疗比精神分析更实惠、更有效。因此，目前市面上有 20 多种抗抑郁药物，大量资金被用于营销宣传每一种药物都有其独特优势。事实上，这些药物的相似性大于差异性。正如我们之前所讨论的，只有大约 2/3 的抑郁症患者对这些药物有反应。此外，与 ECT 和氯胺酮一样，一些患者可能不知道 rTMS 或者没有意识到 rTMS 对他们来说是一个可选项。如

第六章 经颅磁刺激疗法：用磁治疗抑郁症

果患者意识到这一点，他们可能在 TMS 获得 FDA 批准之前就对其进行了解，不过当时 TMS 的自付费用还很高。

医生对程序性干预的偏见，也反映了患者必须去诊所才能接受 rTMS 治疗这一点很不方便。这也是为什么一些患者会将 rTMS 和 ECT 及全身麻醉联想到一起。

这种治疗方法为何对多种疾病都有效？

所有形式的 rTMS 的工作原理都是利用一个波动的磁场改变暴露在磁场中的大脑区域的活动。然而磁场的位置决定了改变哪些大脑回路、治疗哪些症状。在治疗抑郁症时，线圈放置在头部一侧太阳穴上方，瞄准大脑前叶的后外侧部分，即背外侧前额叶皮层所在的位置。大多数情况下治疗会对大脑的左侧施加刺激，但有些 rTMS 治疗会将刺激施加在大脑的右侧。在治疗强迫症时，线圈放置在大脑的前面，靠近眶额叶皮层（orbitofrontal cortex，在眼睛上方）和更深层结构——前扣带回皮层（anterior cingulate cortex）的位置。在戒烟试验中，线圈对准的是大脑前部的外侧部分（即外侧前额叶皮层，lateral prefrontal cortex）和一种被称为脑岛（insula）的结构。

换言之，rTMS 治疗这三种疾病时刺激的是大脑额叶的不同部位，更具体地说是前额叶皮层的不同部位。这反映了前额叶皮层这一大脑区域在组织行为方面具有多种作用。rTMS 在治疗每种疾病时针对前额叶皮层的不同部位,突出了前额叶皮层功能的复杂性。

对 rTMS 的新研究成果说明了什么?

rTMS 是一种相对较新的治疗方法,我们还需要探索许多领域以优化 rTMS 治疗。其中一个需要探索的方面是所用线圈的形状和大小。回想一下科学老师喜欢用磁铁做的常见演示——把磁铁放在一个平面下方,在平面上撒上铁屑,铁屑的分布就会展示出平面下方磁铁所产生的磁场轮廓。磁铁的形状决定了磁场的分布情况。另外,受磁场影响的铁屑的数量反映了磁铁的强度及其与磁场的距离。rTMS 线圈也是如此,线圈的形状决定了它所产生的磁场形状和受刺激大脑区域的大小[9]。线圈产生的磁场的强度决定了脑组织受到刺激的深度和强度。rTMS 的早期试验中使用的线圈只能刺激到大脑的浅表层(约 2 厘米处)[10]。

为了解决这一局限,研究人员研发了一种被称为"H 型线圈"(H-coil)的新型线圈。H 型线圈产生的磁场的形状和强度可以使刺激触及大脑的深层结构,而不是仅影响表面组织[11]。这种新线圈在一项有 20 个医疗中心的 212 名抑郁症患者参加的临床试验中进行了测试。在这项研究中,被试接受积极的深层

第六章 经颅磁刺激疗法：用磁治疗抑郁症

rTMS 或安慰治疗（伪 rTMS），每周接受 5 天的治疗，持续 4 周，并在接下来的 12 周每周接受 2 次维持期治疗，共计接受 16 周的 rTMS 治疗。在治疗结束时，接受积极治疗的被试中有 40% 对深度 rTMS 有反应，有 29% 的被试症状有所缓解；接受安慰治疗的对照组则有 26% 的有效率和 22% 的缓解率[12]。总之，关于有效率和缓解率的结果令人振奋，但这些数据也显示了这种类型的 rTMS 仍处于研究阶段。

还有其他类型的线圈正在开发中，其中包括能同时或依次刺激多个大脑区域的线圈[13]。深度线圈设计和多位点线圈设计的存在都反映了抑郁症是涉及由多个区域形成的大脑回路的疾病，而不仅仅是某个区域的疾病。

人们也正在积极探索用于治疗患者的 rTMS 刺激物。rTMS 对脑组织的影响取决于其所施加刺激的频率。以每秒 1 次（1 赫兹）的频率施加脉冲会抑制神经元，减少神经元的活动，而以 10 赫兹或更高的频率施加脉冲往往会刺激神经元，促进其活动。这使 rTMS 治疗变得非常精确，我们可以对过度活跃的大脑回路施加抑制性脉冲，而对大脑回路中不活跃的区域施加兴奋性脉冲。在目前的临床实践中，rTMS 治疗使用 10 赫兹的兴奋性脉冲刺激左前额叶皮层以治疗抑郁症。每次治疗通常需要 30 分钟。

有一组新的刺激参数，即间歇性 θ 脉冲刺激（intermittent theta burst stimulation，iTBS，或简称 TBS），起效更快，是大脑本身用来改变情绪记忆回路以反映新学习的一种模式。大脑先以短阵爆发的脑电波进行剧烈活动（50赫兹），然后在θ波（5赫兹）频率下进行较慢的活动，以形成新的联结。在θ脉冲rTMS刺激中，TMS机器模拟的就是这种活动模式。间歇性θ脉冲刺激令人兴奋的地方在于，它与传统的rTMS不同，θ脉冲rTMS每次治疗只需3分钟[14]。一些实验室一直在探索，在1天内进行多次rTMS治疗，是否可以在极大程度上减少目前rTMS治疗所需的时间（6周）。

不断涌现的数据证明rTMS和近来出现的TBS能有效减轻创伤后应激障碍（post traumatic stress disorder, PTSD）相关症状。与抑郁症相反，使用TBS治疗PTSD的研究中，受到刺激的是右侧前额叶皮层。患者的社会功能和职业能力在TBS治疗后得到了改善。这类研究再次表明刺激不同的大脑区域会产生不同的结果[15]。

我们了解rTMS对大脑的影响吗？

我们已经了解了rTMS可以利用磁场改变接受刺激的脑组织的活动[16]，但关于rTMS如何影响情绪回路，我们还有很多东西需要学习。幸运的是，我们现在有了高分辨率大脑扫描仪，能够观察大脑回路中不同区域的功能，这有助于了解rTMS以及它如何影响大脑。rTMS刺激大脑前额部分的头皮，影响其下的前

第六章　经颅磁刺激疗法：用磁治疗抑郁症

额叶皮层。这个区域在大脑的情绪回路中起着重要的作用。在一项研究中，共 50 名难治性抑郁症患者接受了 rTMS 治疗，他们在治疗前后都接受了功能性磁共振成像检查。成像结果显示了他们的大脑如何运作，揭示了有效的 rTMS 能使情绪回路中其他较远部分的功能连接正常化[17]。

最后总结一下，rTMS 是一种安全有效的治疗方法，在短时间内有了很大的进展，并将继续完善，以更有效地治疗抑郁症和其他与大脑相关的疾病，例如 PTSD。rTMS 的主要优势之一是它可以针对特定的大脑区域进行治疗。随着我们对不同疾病所涉及的大脑回路的理解不断加深，rTMS 治疗疾病的有效性也会继续提高，为已知及潜在适合 rTMS 治疗的患者带来更多希望。

参考文献

[1] David Kent, "The History of TMS", From the Desk of Dr. Kent, March 13, 2017, Nume TMS Clinic, https://www.numetms.com/blog/e_34/From-the-Desk-of-Dr.-Kent/2017/3/The-History-of-TMS.

[2] Max Fink, *Electroconvulsive Therapy: A Guide for Professionals and Their Patients*, 2nd ed. (New York: Oxford University Press, 2009).

[3] John P. O'Reardon, H. Brent Solvason, Philip G. Janicak, Shirlene Sampson, Keith E. Isenberg, Ziad Nahas, William M. McDonald, et al., "Efficacy and Safety of Transcranial Magnetic Stimulation in the Acute Treatment of Major Depression: A Multisite Randomized Controlled Trial", *Biological Psychiatry* 62, no. 11 (2007): 1208–16, doi:10.1016/j.biopsych.2007.01.018; M. T. Berlim, F.

van den Eynde, S. Tovar-Perdomo, and Z. J. Daskalakis, "Response, Remission and Drop-Out Rates Following High-Frequency Repetitive Transcranial Magnetic Stimulation (rTMS) for Treating Major Depression: A Systematic Review and Meta-Analysis of Randomized, Double-Blind and Sham-Controlled Trials", *Psychological Medicine* 44, no. 2 (2014): 225–39, doi:10.1017/ s0033 291713000512.

[4] Uwe Herwig, Andreas J. Fallgatter, Jacqueline Höppner, Gerhard W. Eschweiler, Martina Kron, Göran Hajak, Frank Padberg, et al., "Antidepressant Effects of Augmentative Transcranial Magnetic Stimulation", *British Journal of Psychiatry* 191, no. 5 (2007): 441–48, doi:10.1192/bjp.bp.106.034371.

[5] O'Reardon et al., "Efficacy and Safety of Transcranial Magnetic Stimulation in the Acute Treatment of Major Depression", 1208–16.

[6] Mark S. George, Sarah H. Lisanby, David Avery, William M. McDonald, Valerie Durkalski, Martina Pavlicova, Berry Anderson, et al., "Daily Left Prefrontal Transcranial Magnetic Stimulation Therapy for Major Depressive Disorder: A Sham-Controlled Randomized Trial", *Archives of General Psychiatry* 67, no. 5 (2010): 507–16, doi:10.1001/archgenpsychiatry.2010.46.

[7] Linda L. Carpenter, Philip G. Janicak, Scott T. Aaronson, Terrence Boyadjis, David G. Brock, Ian A. Cook, David L. Dunner, Karl Lanocha, H. Brent Solvason, and Mark A. Demitrack, "Transcranial Magnetic Stimulation (TMS) for Major Depression: A Multisite, Naturalistic, Observational Study of Acute Treatment Outcomes in Clinical Practice", *Depression and Anxiety* 29, no. 7 (2012): 587–96, doi:10.1002/da.21969.

[8] Bradley N. Gaynes, Diane Warden, Madhukar H. Trivedi, Stephen R. Wisniewski, Maurizio Fava, and A. John Rush, "What Did STAR*D Teach Us? Results from a Large-Scale, Practical, Clinical Trial for Patients with Depression", *Psychiatric Services* 60, no. 11 (2009): 1439-45, doi:10.1176/ps.2009.60.11.1439.

[9] Wanalee Klomjai, Rose Katz, and Alexandra Lackmy-Vallée, "Basic Principles of Transcranial Magnetic Stimulation (TMS) and Repetitive TMS (rTMS)", *Annals of Physical and Rehabilitation Medicine* 58, no. 4 (2015): 208–13, doi:10.1016/ j. rehab.2015.05.005.

[10] Yiftach Roth, Alon Amir, Yechiel Levkovitz, and Abraham Zangen, "Three-

Dimensional Distribution of the Electric Field Induced in the Brain by Transcranial Magnetic Stimulation Using Figure-8 and Deep H-Coils", *Journal of Clinical Neurophysiology* 24, no. 1 (2007): 31–38, doi:10.1097/ wnp. 0b013 e31802fa393.

[11] Yechiel Levkovitz, Yiftach Roth, Eiran Vadim Harel, Yoram Braw, Aharon Sheer, and Abraham Zangen, "A Randomized Controlled Feasibility and Safety Study of Deep Transcranial Magnetic Stimulation", *Clinical Neurophysiology* 118, no. 12 (2007): 2730–44, doi:10.1016/j.clinph.2007.09.061.

[12] Yechiel Levkovitz, Moshe Isserles, Frank Padberg, Sarah H. Lisanby, Alexander Bystritsky, Guohua Xia, Aron Tendler, et al., "Efficacy and Safety of Deep Transcranial Magnetic Stimulation for Major Depression: A Prospective Multicenter Randomized Controlled Trial", *World Psychiatry* 14, no. 1 (2015): 64–73, doi:10.1002/wps.20199.

[13] Mark S. George, "Whither TMS: A One-Trick Pony or the Beginning of a Neuroscientific Revolution?", *American Journal of Psychiatry* 176, no. 11 (2019): 904–10, doi:10.1176/appi.ajp.2019.19090957.

[14] Daniel M. Blumberger, Fidel Vila-Rodriguez, Kevin E. Thorpe, Kfir Feffer, Yoshihiro Noda, Peter Giacobbe, Yuliya Knyahnytska, et al., "Effectiveness of Theta Burst versus High-Frequency Repetitive Transcranial Magnetic Stimulation in Patients with Depression (THREE-D): A Randomised Non-Inferiority Trial", *Lancet* 391, no. 10131 (2018): 1683–92, doi:10.1016/s0140-6736(18)30295-2.

[15] Nicholas J. Petrosino, Camila Cosmo, Yosef A. Berlow, Amin Zandvakili, Mascha van't Wout-Frank, and Noah S. Philip, "Transcranial Magnetic Stimulation for Post-Traumatic Stress Disorder", *Therapeutic Advances in Psychopharmacology* 11 (2021): 20451253211049920, doi:10.1177/20451253211049921; Noah S. Philip, Jennifer Barredo, Emily Aiken, Victoria Larson, Richard N. Jones, M. Tracie Shea, Benjamin D. Greenberg, and Mascha van't Wout-Frank, "Theta-Burst Transcranial Magnetic Stimulation for Posttraumatic Stress Disorder", *American Journal of Psychiatry* 176, no. 11 (2019): 939–48, doi:10.1176/appi.ajp.2019.18101160.

[16] Roth et al., "Three-Dimensional Distribution of the Electric Field", 31–38; George, "Whither TMS?", 904–10.

[17] Ruiyang Ge, Jonathan Downar, Daniel M. Blumberger, Zafiris J. Daskalakis, and Fidel Vila-Rodriguez, "Functional Connectivity of the Anterior Cingulate Cortex Predicts Treatment Outcome for rTMS in Treatment-Resistant Depression at 3-Month Follow-Up", *Brain Stimulation* 13, no. 1 (2019): 206–14, doi:10.1016/j.brs.2019.10.012.

第七章

经颅磁刺激疗法：如何获得治疗

本章关键点

- rTMS 是一种有效的抑郁症治疗方法，而且正在持续改进中。
- rTMS 和 TBS 并不会对你的功能产生负面影响，即使是在治疗当天也是如此。
- rTMS 和 TBS 不使用麻醉，也不影响认知能力，所以治疗时间可以根据患者的工作或家庭日程安排，患者不需要请假。
- 保险公司越来越多地覆盖 rTMS 的治疗费用，这降低了患者的治疗成本。
- 对使用了某些不能移除的医疗设备的患者来说，rTMS 并不安全。
- rTMS 的副作用往往是轻微的，并且这些副作用通常会对治疗中的微小调整产生反应。如果出现了任何副作用，一定要告知你的治疗团队。
- 有癫痫发作史或有某些心脏病史的患者不能接受 rTMS，他们应该找心脏病专家寻求指导。
- 如果最新的数据成立，即如果这些数据被更多的研究证实，那么 iTBS 将大幅减少 rTMS 治疗所需的时间。

TMS 的发展相对较快，而且不同社区的治疗机构使用的 rTMS 可能存在很大差异。所幸，目前不同类型的 rTMS 都已经被证实是安全有效的治疗方法。下面我们将介绍玛莎的治疗情况，她接受了一个使用标准线圈和标准脉冲序列的 rTMS 疗程。如果是其他医生为其治疗，她可能会接受深层线圈或间歇性 θ 脉冲序列的治疗。现有的临床数据尚未显示这几种治疗方法中哪一种是最优方法。考虑到这点，让我们从玛莎的例子开始讨论 rTMS 治疗。

玛莎是一名 45 岁的已婚妇女，她报告说目前的抑郁发作大约开始于 2 年前，也就是感恩节前不久。她之所以记得这个时间点，是因为她通常会为家人举办派对，而且总是很享受准备的过程。但那一年情况明显有所不同。虽然成功办了派对，但她确实

第七章 经颅磁刺激疗法：如何获得治疗

发现那一次整个过程对她来说都很艰难。当被问及时，她想不出自己遇到了任何可能导致情绪低落的重大生活压力源。相反，她很明显地感觉到这种状态与之前的抑郁发作非常相似，只是似乎这次持续的时间更长。

感恩节结束后玛莎恢复了个体治疗，开始去看精神科医生，精神科医生让她重新服用之前的 SSRI 抗抑郁药物——舍曲林。几个星期后，她的心境有所好转，但仍然感到"平淡"。她形容道："就像我的世界被洗掉了颜色。"几个月后，玛莎的病情没有任何进一步的改善，医生给她换了另一种抗抑郁药物，即 SNRI 药物文拉法辛。玛莎的病情再次得到了改善，但大部分时间她仍然感到悲伤。尽管玛莎和家人都做了一些非常积极的事情，但她依旧无法真正地享受生活；她不再和家人一起徒步旅行，不再和朋友聚会，也不再为别人做那些她曾经很乐意为他人做的小事。接着，精神科医生尝试用几种不同的药物来增强文拉法辛的疗效，包括锂盐、安非他酮、拉莫三嗪和甲状腺激素，但这些药物中没有一种能进一步显著改善玛莎的情绪。

玛莎十几岁的女儿在网上搜索帮助母亲改善情绪的方法时读到了关于 rTMS 的文章。在女儿的敦促下，玛莎向精神科医生提出了接受 rTMS 治疗的想法。玛莎的精神科医生知道这种疗法，但还从未让患者接受过 rTMS 治疗。他赞同玛莎应该至少接受一次 rTMS 会诊，并打电话给附近城市的大学医院的 TMS 诊所进行转诊。在诊所会诊的那天早上，玛莎很紧张，她希望 rTMS 这项新技术能帮助她恢复生活，使其不再仅仅为生存而挣扎。

到达诊所后，玛莎先登记，并在候诊室坐了下来。稍做等待后，她被叫到会诊室会见使用 TMS 的精神科医生。医生热情地笑了笑，问她感觉是否舒服，然后开始记录她的病史。精神科医生认可了她患有单相抑郁症的诊断，确定她对药物仅有部分反应。医生确认了玛莎没有任何癫痫发作史，也没有在头部中植入任何金属植入物，包括动脉瘤夹、支架和无法取出的首饰，还核实了玛莎从未植入过人工耳蜗、迷走神经刺激器或脑深部电刺激器，并解释说这些都可能会干扰 TMS。医生还问了玛莎几个关于自杀意念和过去自杀行为的问题。在报告自己抑郁发作时从没有过自杀想法的时候，玛莎如释重负[1]。

记录完玛莎的病史后，精神科医生询问她有没有什么问题。玛莎的回答是"没有问题"。玛莎是 rTMS 试验的合适人选。rTMS 对她这样的患者的有效率为 50%—60%，使症状完全缓解的概率约为 40%。她的 rTMS 治疗计划是每周接受治疗 5 次，每次大约 45 分钟。每天 45 分钟的治疗之后她可以继续过日常生活。第一个疗程将是最长的疗程，治疗团队需要为玛莎定制治疗参数，这是他们需要为每位患者做的事情。

玛莎决定尝试 rTMS 治疗，并选择在中午的时段进行治疗，这样她就可以在午餐时间接受治疗而且不会错过太多的工作。治疗当天，玛莎到达诊所并登记，之后一名技术人员把她带到治疗区。在治疗室里，玛莎坐在一张舒适的躺椅上，躺椅后面有一个

第七章　经颅磁刺激疗法：如何获得治疗

控制台。精神科医生进来检查她的感受如何，以及她的抑郁症状是否有任何变化。检查结束后，技术人员将一顶薄薄的白色帽子戴在她头上，精神科医生告诉她 rTMS 治疗将要开始了。医生向她解释，rTMS 治疗的第一步是确定运动阈值（motor threshold），在这一步骤中她应该会出现手抽搐的情况。他们给玛莎戴上了一副耳塞以保护听力，并在她的鼻梁上放了一个垫片。技术人员用一个类似梳子的装置梳过她的头皮，她感觉到技术人员正在定位线圈的适当位置。过了一会儿，线圈被轻轻但很牢固地固定在了玛莎的头部中间。

精神科医生告诉玛莎 rTMS 治疗即将开始，然后玛莎听到了一声非常短促的咔嗒声，接着咔嗒声缓慢而有节奏地又响了几次。她注意到自己的手开始随着咔嗒声抽搐。咔嗒声连续响了几分钟之后，精神科医生告诉她，他们准备开始为她进行 rTMS 治疗了。技术人员帮她取下帽子，向前移动线圈，并将线圈固定在她头部左侧的前部。机器开始接连不断地快速发出咔嗒声，玛莎觉得好像有一只啄木鸟在敲自己的头。

过了一会儿，她适应了这种感觉，思绪开始漫游。随着技术人员抬起线圈，她又回到现实。技术人员告诉她今天的治疗已经完成了，他们明天再见。玛莎离开诊所，开车回公司去工作，她的一天就这样结束了。

完成为期 6 周的 rTMS 疗程之后，玛莎觉得自己已经回到了平日的生活状态。她继续服用文拉法辛，并且去看治疗师的频率

· 127 ·

降低到了每月 1 次。

玛莎的案例反映了 TMS 在很多层面上都是成功的。玛莎很幸运，因为她的精神科医生能够迅速地把她转介到一所能够进行 rTMS 治疗的大学诊所，她与工作人员相处融洽，并且对治疗的反应良好。希望你的转诊和 rTMS 治疗也能同样顺利。为了实现这些，下面我将讨论患者对 rTMS 治疗的一些常见疑问。

rTMS 治疗对我的抑郁症有帮助吗？

在使用 rTMS 的临床医生对你作出诊断，表示你可能对 rTMS 有反应，并且你没有与该治疗冲突的医学禁忌证之后，医生就会给你提供知情同意并实施 rTMS 治疗。最近一项比较 rTMS 和 iTBS 的研究报告称，分别有 47% 和 49% 的抑郁症被试对这两种治疗方法产生抗抑郁反应[2]。考虑到这些被试对其他抗抑郁药物治疗都没有反应，你就会发现这样的有效率实际上是相当良好的。

如何才能找到能进行 rTMS 治疗的医生？

就像氯胺酮（以及你将在后文了解到的 ECT）一样，当玛莎

第七章 经颅磁刺激疗法：如何获得治疗

及其精神科医生决定下一步应该接受 rTMS 治疗时，他们面临的问题就变成了如何找到能进行 rTMS 治疗的医生。通常精神科医生或心理健康专家可以将你转介给能进行 rTMS 治疗的同事。在玛莎的案例中，她原本的精神科医生没有这样的同事，但通过人脉关系，那位医生还是找到了能够进行 rTMS 治疗的医生。如果通过医生转介的方式不可行，那么你可以询问家庭医生，并联系当地的抑郁症支持小组，他们通常能帮助你了解 rTMS 治疗的患者体验。另外，你还可以到网上搜索相关信息。一些生产 TMS 机器的公司在官网上列出了不同地区的医生名单。如果你很难找到可以进行 rTMS 治疗的医生，结合上述两种或多种方法来获取信息可能能够很好地帮你解决问题。

rTMS 初步会诊期间会发生什么？

选定 TMS 医生后，你应该与他所在的诊所预约一次初步会诊。对大多数患者来说，初步会诊的目的有两个。第一，得到医生的建议，了解 TMS 对自己来说是不是一种适合的治疗方法；第二，看看选定的医生（及其团队）是不是自己想要合作的对象。（关于患者需要向目标医生了解哪些问题，见附录 A）与之类似，在初步会诊中，医生希望了解患者的疾病以及其疾病**是否可能对 rTMS 产生反应。目前，单相抑郁症、强迫症和烟瘾是**

FDA 批准的 rTMS 的三种适应证。抑郁症的诊断有时可能并不确定，因为患者可能有并发症或共病的情况，例如存在焦虑、物质使用和（或）童年创伤的长期影响。虽然这些症状都可能与长时间的悲伤有关，但它们可能不是抑郁发作，需要完全不同的治疗方法。

什么病史会影响 rTMS 的潜在疗效？

如果你有某种疾病或植入物，导致在你头部附近放置高场电磁线圈并产生脉冲电流会对你造成危险，那么你就无法接受 rTMS 治疗。此外，由于 rTMS 治疗直接刺激皮层下方的脑组织，在接受 rTMS 治疗时任何脑部疾病或脑组织损伤都会使大脑产生一个易激惹的区域，导致患者容易癫痫发作。因此，有癫痫发作史、癫痫家族史或既往中风、脑瘤或创伤性脑损伤等病症的患者在 rTMS 治疗期间都有被引发全身性癫痫发作的风险。全身性癫痫发作或癫痫大发作可能导致严重损伤，因此，医生尽力避免用 rTMS 治疗患有这些疾病的患者。幸运的是，**在没有这些疾病的患者中，rTMS 导致癫痫发作的风险估计低于 1/60000**[3]。

rTMS 的另一个潜在风险是，**如果患者体内必须留着的金属植入物因磁场的影响移位，那么这可能会导致灾难性的后果。**这类金属植入物包括一些医疗设备，常见的包括耳蜗植入物、动脉

第七章 经颅磁刺激疗法：如何获得治疗

瘤夹、保持动脉开放的支架、迷走神经刺激器以及脑深部电刺激器。含有铁或镍的首饰也会被吸引到磁铁线圈上，可能对人体造成严重伤害。具体造成什么伤害取决于刺激位置。

大多数药物不会影响患者对 rTMS 的反应，但也有一些药物会影响，两个重要的例子是苯二氮䓬类药物和兴奋剂。劳拉西泮［Lorazepam，商品名阿提万（Ativan）］、氯硝西泮［clonazepam，商品名氯诺平（Klonopin）］、地西泮［diazepam，商品名安定（Valium）］和阿普唑仑［alprazolam，商品名赞安诺（Xanax）］等苯二氮䓬类药物是镇静药物。两项大规模的研究表明这类药物会降低 rTMS 对患者的总体有效率[4]。因此临床医生会考虑在 rTMS 治疗过程中减少镇静药物的剂量[5]。然而镇静剂或抗惊厥药物减少过快与意外癫痫发作的风险增加有关，所以减少镇静药物的剂量时必须谨慎。镇静剂和效果较轻的抗惊厥药物临床上也用于帮助酗酒的患者戒酒。因此，重度酗酒导致的血液中酒精含量大幅波动与癫痫发作的风险增加有关也就不足为奇了。（附带说明一下，酗酒会导致许多抑郁症状，如果你正受困于酗酒问题，在考虑改变抑郁症治疗方法之前，应当先治疗酗酒问题）

有趣的是，安非他明［amphetamine，商品名阿得拉（Adderall）、维万斯（Vyvanse）］、哌甲酯［methylphenidate，商品名专注达（Concerta）、利他林（Ritalin）］、莫达非尼［modafinil，商品名普卫醒锭（Provigil）］和阿莫达非尼（armodafinil，商品名 Nuvigil）

等兴奋剂可以提高 rTMS 的有效率[6]。看到这里,你可能会认为 rTMS 治疗联合任何一种兴奋剂药物都是一个好主意。但不幸的是,考虑到兴奋剂成瘾的可能性,我们目前尚不清楚在没有其他疾病的诊断时(如注意缺陷多动障碍)为患者添加兴奋剂药物是不是一个好主意。

rTMS 的常见副作用有哪些?

rTMS 和新疗法 iTBS 的风险可分为两类:患者感到不舒服但不危及生命的风险,以及严重或可能危及生命的不良反应。

较轻的副作用

头痛是 rTMS 最常见的不危及生命的副作用。正如你可能知道的,头痛有从紧张性头痛到偏头痛的很多类型。rTMS 治疗使用的磁场会直接影响头皮肌肉,引起肌肉紧张性头痛,患者可以在进行 rTMS 治疗时戴上耳塞以防止这种副作用出现。现有的数据表明 rTMS 机器的声音不会损害患者的听力,但总是会让患者感到不舒服。患者经常报告说,在 rTMS 治疗期间头皮有"刺痛感"。

如果你受困于 rTMS 治疗期间的头痛,医生可能会建议你在

第七章 经颅磁刺激疗法：如何获得治疗

治疗前服用对乙酰氨基酚（acetaminophen）或其他非甾体抗炎药物。如果你容易患偏头痛，那么医生可能会建议你在治疗前先服用治疗偏头痛的药物，或将舒马普坦（sumatriptan）等急救药物带到治疗中心，以便在 rTMS 治疗后服用。

rTMS 治疗的其他副作用包括头晕、疲劳、失眠、焦虑和背部或颈部疼痛。呕吐、耳鸣和看似"与 rTMS 不相关"的意外反应都是罕见的副作用[7]。

严重的副作用

rTMS 治疗最常见的潜在严重副作用是**癫痫发作**，但目前采取的安全预防措施将患者接受 rTMS 治疗期间发生癫痫发作的风险降低到了微乎其微的水平（**每次 rTMS 治疗癫痫发作的风险为 0.003%**）[8]。

在 rTMS 治疗研究中报告的其他罕见（发生率不到 1%）但潜在的严重副作用，包括心脏病发作或心肌梗死、需要住院治疗的激动情绪以及不断恶化的抑郁症状和自杀意念[9]。一项研究还报告了晕厥或昏倒的情况，但这是一种罕见的副作用[10]。

rTMS 治疗的另一种潜在严重副作用是引发躁狂发作。如果在 rTMS 治疗中出现了这种副作用，那么这强烈地表明患者患有潜在的双相情感障碍，并且也很好地解释了为什么抗抑郁药物无

· 133 ·

效。双相抑郁症患者通常需要接受不同药物的治疗，例如锂盐和其他情绪稳定剂。

长期副作用

一般来说，rTMS 的副作用发生在治疗过程中，治疗结束时就消退了。但一些患者报告，在 rTMS 治疗结束后，他们的耳鸣会持续很短一段时间。目前还没有报告表明这种情况是永久性的。

rTMS 治疗是什么样的？

我相信，通过玛莎和汤姆的故事，你对 rTMS 治疗有了一定的了解。下面我将介绍每次 rTMS 治疗可能发生的情境。

在诊所登记后，你会被带到进行 rTMS 治疗的区域。你需要摘下所有首饰和其他可能与磁场相互作用的物体。工作人员会给你一副耳塞，以确保你感到舒适并保护你的听力。

在第一次 rTMS 治疗的过程中，你在椅子上就座后，工作人员会将线圈放置在正确的位置。第一次治疗的主要目标是确定运动阈值。使用 rTMS 的医生在确定运动阈值时会将线圈放置在你大脑中控制手运动部分的外部。这么做的目的是确定机器能引起

第七章　经颅磁刺激疗法：如何获得治疗

拇指抽搐的最弱磁场或最低参数。在确定运动阈值的过程中，你会感觉到线圈在头上移动，并听到机器发出的一系列咔嗒声。在咔嗒声结束后，你几乎马上会感觉到拇指和食指在抽搐。医生将继续调整设置，直到确定运动阈值。运动阈值是一种刺激水平，在此刺激水平下，你会在机器发出咔嗒声时持续出现抽搐反应。医生通常会轻微地移动线圈，再次确定相邻脑区的运动阈值。接下来，医生会根据运动阈值为你优化 TMS 的治疗设置。

在确定了线圈的正确位置和运动阈值后，医生就会向前移动线圈，将其放置在你头皮上与左侧背外侧前额叶皮层对应的部分。有几种不同的方法可以确定线圈的正确位置。首次使用 rTMS 时，医生会将线圈从运动皮层所在的位置向前移动 5 厘米，通常就放在太阳穴的上方。虽然这种方法相当有效，也已经在一些证实了 rTMS 对抑郁症疗效的临床试验中应用，但为了改善 rTMS 的治疗反应，行业内还发展了其他方法。最精细的方法是对大脑进行核磁共振扫描，并使用计算机根据扫描结果指导如何放置线圈。这一方法目前通常只用在研究中。还有一种折中的方法是使用计算机根据外部解剖标志（如鼻梁、耳朵或颅骨的顶部）来指导放置线圈。确定了 rTMS 治疗的大脑区域后，治疗团队将在后续每次 rTMS 治疗中将电磁线圈放置在同一位置。

下一步是决定使用哪种类型的刺激开始 rTMS 治疗。常规的 rTMS 刺激作用于头部前部的左侧，即背外侧前额叶皮层，刺激通常设置为运动阈值的 120%，频率为每秒 10 个周期（10Hz）。

正如我们在第六章中讨论的，最近一种新型的 rTMS，即 iTBS 被开发出来。iTBS 模拟了大脑形成记忆和学习复杂概念过程中所用的脑波模式。记忆中心是情绪回路的重要组成部分，可想而知，iTBS 可以治疗抑郁症。在 TBS 治疗过程中，θ 脉冲刺激模式会不断重复，直到总共施加 600 次脉冲。正如上文提及的，使用间歇性 θ 脉冲刺激需要 3 分钟多一点儿的时间，而一次标准的 rTMS 治疗过程需要 20—40 分钟[11]。使用 θ 脉冲的治疗时间较短，于是就出现了一种特别有趣的可能性，即在 1 天内进行多次 θ 脉冲治疗。如果研究证明这是可行的，那么抗抑郁药物起效的时间将会缩短，患者去诊所接受 θ 脉冲治疗的次数也将减少。然而，目前学界公认 TMS 和 θ 脉冲刺激同样有效。因此采用何种治疗方案将取决于医生的经验和偏好。

rTMS 治疗需要多长时间？

玛莎完成了为期 6 周的 rTMS 疗程，第六章中提到的汤姆也一样。这表明 rTMS 和 θ 脉冲磁刺激的标准治疗计划均为 30 次单独的治疗。患者通常每周接受 5 天治疗，持续 6 周。不同的治疗中心可能会根据自身经验和患者对 rTMS 治疗的反应略微改变治疗计划以及总的治疗次数。一些治疗中心会每周或在 rTMS 治疗过程中按其他时间间隔重新验证运动阈值。而在另一些治疗中

第七章　经颅磁刺激疗法：如何获得治疗

心，运动阈值设置会保持不变，工作人员对此也很放心，除非有人怀疑运动阈值已经改变了。例如，如果一个患者的病情有所好转，但好转又停滞了，那么医生可能会调整其运动阈值。其他调整运动阈值的原因还包括患者正在服用的抗惊厥药物或镇静催眠药物改变了，或者患者的饮酒模式改变了。

进行rTMS治疗的医生可能认为某些健康状况的出现和药物的变化是存在风险的。因此如果你的健康状况或药物发生了任何变化，应当告知医生。

rTMS疗程结束后会发生什么？

正如上一节所提到的，rTMS的一个疗程通常是在6周内进行30次治疗。如果患者的症状有所缓解，大多数医生会监测患者，只有在他们表现复发迹象时才进行治疗。如果患者对rTMS治疗的反应非常稳定，治疗有效果，那么治疗团队可能会决定提前停止治疗，即不需要完成完整的30次治疗。一些治疗中心也对rTMS治疗次数进行了少量降低。例如，麻省总医院的项目通常会减少6次治疗。

目前我们尚不清楚，相比于仔细地进行临床监测和对在患者心境症状复发时进行治疗，持续或"维持"rTMS治疗是否效果更好。如果rTMS只能部分改善病情，那么医生可能会调整药物和重新校准运动阈值,并且通常会继续 rTMS 治疗。如果你对最初的 rTMS 治疗没有反应,那么治疗团队会确定你是否需要更多的治疗,或者是否应该转介你接受另一种治疗方式,如氯胺酮或 ECT。

rTMS 的疗效持久吗?

有数据表明,rTMS 的效果在治疗结束后会持续很长一段时间。虽然普遍认为 rTMS 这种持久疗效是通过诱发情绪回路的长期变化产生的,但也有可能是其他因素引起了病情的长期改善,包括 rTMS 与抗抑郁药物联合发挥作用。在现有的临床试验中,rTMS 经常和抗抑郁药物联合使用。抗抑郁药物需要在较长的时间段内持续进入大脑才能起作用。例如,65 岁以上的患者可能需要长达 16 周的时间才能对抗抑郁药物产生反应;rTMS 可以使抗抑郁药物在患者体内停留足够的时间以便发挥作用。最有可能的情况是,rTMS 和抗抑郁药物对情绪回路的影响是相辅相成且有益的。

rTMS 治疗的新方法和正在研发的研究大脑的技术肯定会帮助我们更好地了解大脑的运转机制。与此同时,rTMS 已被证实有效并且患者对其有良好的耐受性,这意味着患者可以通过 rTMS 治疗康复并保持健康。

第七章　经颅磁刺激疗法：如何获得治疗

保险可以报销 rTMS 治疗的费用吗？

在初步会诊时你需要与医疗机构讨论付款和保险问题。rTMS 不需要全身麻醉，因此不需要在医院环境中进行（也不需要消耗一天中的大部分时间来从治疗中恢复）。随着 rTMS 机器普及以及保险公司越来越相信 rTMS 对抑郁症具有疗效，患者接受 rTMS 治疗的费用也变得不那么高昂了。除了少量的共同支付费用，玛莎的 rTMS 治疗费用大部分由她的保险支付。比起过去一些患者不得不支付大约 1.5 万美元的自付费用，这已经有了巨大的改善。

参考文献

[1] Simone Rossi, Mark Hallett, Paolo M. Rossini, Alvaro Pascual-Leone, and the Safety of TMS Consensus Group, "Safety, Ethical Considerations, and Application Guidelines for the Use of Transcranial Magnetic Stimulation in Clinical Practice and Research", *Clinical Neurophysiology* 120, no. 12 (2009): 2008–39, doi:10.1016/j.clinph.2009.08.016.

[2] Daniel M. Blumberger, Fidel Vila-Rodriguez, Kevin E. Thorpe, Kfir Feffer, Yoshihiro Noda, Peter Giacobbe, Yuliya Knyahnytska, et al., "Effectiveness of Theta Burst versus High-Frequency Repetitive Transcranial Magnetic Stimulation in Patients with Depression (THREE-D): A Randomised Non-Inferiority Trial", *Lancet* 391, no. 10131 (2018): 1683–92, doi:10.1016/s0140-6736(18)30295-2.

[3] Adam J. Lerner, Eric M. Wassermann, and Diana I. Tamir, "Seizures from

Transcranial Magnetic Stimulation 2012–2016: Results of a Survey of Active Laboratories and Clinics", *Clinical Neurophysiology* 130, no. 8 (2019): 1409–16, doi:10.1016/j.clinph.2019.03.016.

[4] Tyler S. Kaster, Jonathan Downar, Fidel Vila-Rodriguez, Zafiris J. Daskalakis, and Daniel M. Blumberger, "Caution When Continuing Benzodiazepines During rTMS: Response to Hunter and Leuchter", *American Journal of Psychiatry* 177, no. 2 (2020): 172–73, doi:10.1176/appi.ajp.2019.19060603r; Tyler S. Kaster, Jonathan Downar, Fidel Vila-Rodriguez, Kevin E. Thorpe, Kfir Feffer, Yoshihiro Noda, Peter Giacobbe, et al., "Trajectories of Response to Dorsolateral Prefrontal rTMS in Major Depression: A THREE-D Study", *American Journal of Psychiatry* 176, no. 5 (2019): 367–75, doi:10.1176/appi.ajp.2018.18091096; Aimee M. Hunter, Michael J. Minzenberg, Ian A. Cook, David E. Krantz, Jennifer G. Levitt, Natalie M. Rotstein, Shweta A. Chawla, and Andrew F. Leuchter, "Concomitant Medication Use and Clinical Outcome of Repetitive Transcranial Magnetic Stimulation (rTMS) Treatment of Major Depressive Disorder", *Brain and Behavior* 9, no. 5 (2019): e01275, doi:10.1002/brb3.1275.

[5] Aimee M. Hunter and Andrew F. Leuchter, "Benzodiazepine Use and rTMS Outcome", *American Journal of Psychiatry* 177, no. 2 (2020): 172, doi:10.1176/appi.ajp.2019.19060603.

[6] Hunter et al., "Concomitant Medication Use and Clinical Outcome of Repetitive Transcranial Magnetic Stimulation (rTMS) Treatment of Major Depressive Disorder", e01275.

[7] Blumberger et al., "Effectiveness of Theta Burst versus High-Frequency Repetitive Transcranial Magnetic Stimulation in Patients with Depression (THREE-D)", 1683–92.

[8] Linda L. Carpenter, Philip G. Janicak, Scott T. Aaronson, Terrence Boyadjis, David G. Brock, Ian A. Cook, David L. Dunner, Karl Lanocha, H. Brent Solvason, and Mark A. Demitrack, "Transcranial Magnetic Stimulation (TMS) for Major Depression: A Multisite, Naturalistic, Observational Study of Acute Treatment Outcomes in Clinical Practice", *Depression and Anxiety* 29, no. 7 (2012): 587–96, doi:10.1002/da.21969.

[9] Blumberger et al., "Effectiveness of Theta Burst versus High-Frequency

Repetitive Transcranial Magnetic Stimulation in Patients with Depression (THREE-D)", 1683–92.

[10] Mark S. George, Sarah H. Lisanby, David Avery, William M. McDonald, Valerie Durkalski, Martina Pavlicova, Berry Anderson, et al., "Daily Left Prefrontal Transcranial Magnetic Stimulation Therapy for Major Depressive Disorder: A Sham-Controlled Randomized Trial", *Archives of General Psychiatry* 67, no. 5 (2010): 507–16, doi:10.1001/archgenpsychiatry.2010.46.

[11] Sung Wook Chung, Kate E. Hoy, and Paul B. Fitzgerald, "Theta-Burst Stimulation: A New Form of TMS Treatment for Depression?", *Depression and Anxiety* 32, no. 3 (2014): 182–92, doi:10.1002/da.22335.

第八章
电休克疗法：这种办法还在使用吗？

本章关键点

- 最初的抽搐疗法利用药物诱导癫痫发作，这种疗法现已演变成临床实践中的 ECT。
- 目前 ECT 主要用于治疗难治性抑郁症和其他严重精神疾病。
- 现代 ECT 采用定制化的给药方案和短暂麻醉，最大限度地提高了治疗有效性，同时最大限度地减少了副作用和患者的不适感。
- 虽然 ECT 在记忆方面的副作用对部分患者来说仍然

第八章 电休克疗法：这种办法还在使用吗？

是最棘手的，但严谨的科学调查表明这种副作用很可能反映了治疗过程中记忆回路的重塑，而不是损伤。

一提到电休克疗法，即 ECT，人们就会想起各种电影中相关的可怕画面。ECT 是一种非常安全的现代医疗手段，跟人们在银幕上看到的 ECT 完全不同。我们将以鲍勃的经历为例，帮助你更好地了解如今 ECT 的真实治疗效果。

鲍勃现在 49 岁，已婚，有两个孩子。他在十几岁的时候第一次出现情绪问题，随后开始酗酒。在因酗酒而从大学退学后，他的父母终于成功劝他进入了戒酒所和康复医院。住院期间，治疗团队逐渐认定，鲍勃明显患有抑郁症。进一步检查后，治疗团队又发现他患有双相情感障碍。鲍勃曾接受锂盐和其他药物治疗，多年来这些药物效果良好。

鲍勃一直在一栋新办公楼的施工现场担任起重机操作员。有一次，公司总经理到施工现场视察时，鲍勃正在移动重型混凝土板。总经理和鲍勃的直属上司从混凝土板下方经过。由于在锂盐作用下鲍勃的身体产生了轻微颤抖，再加上对"大老板"现场视察的焦虑，他一不小心撞到了一根杠杆，导致正在移动的混凝土板掉了下去。好在这块混凝土板掉落的地方离总经理和鲍勃的直属上司还有一段距离，没有人受伤。但是，鲍勃还是立刻被解雇了。鲍勃在这之后马上预约了心理医生。在等待会面期间，他坚持自行停用锂盐，因为他认为锂盐让自己丢了工作，甚至可能毁了他的职业生涯。在停用锂盐的几周后，丢掉工作的现实打击让鲍勃陷入严重且伴有自杀倾向的抑郁症，导致他被送入当地医院的精神科住院治疗。

这次住院期间，鲍勃的抑郁症变得更加严重，他的身体变得僵直无法活动。他很快被转介接受 ECT 治疗。鲍勃对 ECT 治疗的耐受性很好，治疗后情绪也大为好转。第六次 ECT 治疗后，在我从他身边经过时（当时他坐在住院部走廊），他拦住了我。他说："我想感谢你把我从抑郁中拉回来，那时我的生活一片混沌，十分可怕。"又经过 4 次 ECT 治疗，他的病情完全缓解。他继续服用锂盐，情绪也再次稳定了下来。

到底什么是 ECT？

ECT 是在短效全身麻醉下，使用短暂的电脉冲诱使昏迷患者产生可控制的癫痫发作。ECT 治疗既可以是单侧的，即把用于施加刺激的两个电极放置在患者头部的某一侧；也可以是双侧的，即把两个电极放置在患者头部的两侧。单侧 ECT 通常对抑郁症非常有效，并且对记忆力的副作用比双侧 ECT 更少。超短单侧脉冲是指 ECT 治疗过程中施加的脉冲宽度。较短的脉冲宽度（超短脉冲）与较少的记忆力方面的副作用有关。当单侧 ECT 无效，或者患者有严重的自杀倾向、躁狂发作、明显的精神病性症状或紧张

第八章 电休克疗法：这种办法还在使用吗？

症时，一般就需要采用双侧ECT。一个典型的ECT急性疗程包括在3—4周内进行6—10次治疗。巩固期ECT和维持期ECT的治疗方法相同，但治疗的频率较低，通常是按每周1次或每月1次的频率进行。患者通常在病情好转后采用维持ECT，以防病情复发。**目前ECT主要用于难治性抑郁症和其他严重的精神疾病，如紧张症**。这类精神疾病会使患者丧失基本功能、忽视自身整体健康，进而缩短其寿命，并且会增加自杀死亡的风险[1]。

这一章的目的并不在于向你"推销"ECT，而是从临床实践的角度介绍ECT的发展历史和目前的治疗情况。在讨论什么是最先进的ECT治疗时，我们首先需要直面患者对ECT的刻板印象和误解。正是这些刻板印象和误解使患者不愿意接受ECT这种高效安全的治疗方法。我将陈述一些相关事实，让你自己决定是否接受ECT治疗。

ECT 不就是传统的休克疗法吗？

它是，但不完全是。我们今天使用的ECT是从20世纪30年代的休克疗法发展而来的，但它已经现代化了，有了很大的改进[2]。如今，患者需要接受短暂的麻醉，以确保接受ECT时安全舒适，并且如今治疗中使用的电刺激强度比20世纪30年代和40年代用的小得多。尽管如此，在医生推荐ECT时，患者通常还是会产生恐惧心理。

有个很好的例子可以说明患者在谈到ECT时的本能反应。在我的某个邻居发现我是麦克莱恩医院ECT服务中心的主任时，'摇着头说："我以为ECT已经停用了。"当我向他解释ECT器已经有了很大改进，而且治疗中会对患者进行麻醉，所以ECT现在是非常安全、现代化且有效的治疗方法后，他仍然摇了摇头。我问他为什么对ECT是这种反应，他说他从电影上看到"休克疗法"很恐怖，简直就是在"烧毁人的大脑"。

这与20世纪90年代初我和一位负责病例管理的同事的谈话形成了鲜明对比。当时我们讨论把一名患者送去接受ECT，然后再进行常规的ECT治疗。这位同事向我透露，她母亲在20世纪50年代末接受过ECT，当时她还是个小孩。我的这位同事说，因为那时的麻醉技术非常原始，所以她母亲不喜欢ECT治疗。但是我同事的母亲还是去接受了治疗，因为这是唯一能让她保持稳定并履行母亲职责的办法。她后来很感激ECT让她的家人们团聚在一起。我同事的母亲后来听说现在麻醉技术有了改进，极大地改善了患者的体验，而且ECT机器和机器所施加的刺激也改进了，显著地减少了记忆丧失等副作用，这些也让她感到很开心。

以上提到的两个人对ECT表现了两种截然不同的反应。那些只从电影和媒体上了解ECT的人通常对ECT抱有非常负面的看法。而那些接受过ECT治疗或从身边人那里了解到其效果的人则更认可ECT。

第八章 电休克疗法：这种办法还在使用吗？

ECT 是如何发展起来的？

ECT 源于精神分裂症的抽搐疗法，后者目前主要用于治疗抑郁症等心境障碍。虽然很早就有人提出可以将电疗法用于治疗精神疾病，但是现代电休克疗法的应用始于 20 世纪 30 年代。当时，匈牙利神经学家拉迪斯拉斯·冯·梅杜纳（Ladislas von Meduna）在位于布达佩斯（Budapest）的匈牙利精神病研究所（Hungarian Psychiatric Research Institute）研究已故患者的大脑。他观察到，精神分裂症患者大脑中的结构支持细胞——神经胶质——比非精神分裂症患者得少。与之相对，他注意到癫痫患者大脑中的神经胶质更多。因此他推断，通过诱发精神分裂症患者癫痫发作，使其大脑内的胶质细胞数量增加到正常水平以纠正缺陷，就可以"治愈"他们。虽然这种想法是不正确的，但当他在临床上尝试这种疗法时，患者的情况明显好转了[3]。

第一个接受抽搐疗法的是一名患有紧张症和精神病的 33 岁男性患者。他不说话，并已经脱离社会 4 年了，需要通过胃管进食。马克斯·芬克博士（Dr. Max Fink）在他的《电休克疗法》（*Electroconvulsive Therapy*）一书中描述道："1934 年 1 月 23 日，梅杜纳将樟脑油注入患者手臂肌肉。'在 45 分钟焦虑又恐惧的等待之后，患者突然出现了持续 60 秒的典型癫痫发作。'梅杜纳每隔三到四天为该患者注射一次樟脑油。'……在第五次注射的两天后，即 2 月 10 日早晨，患者四年来第一次从床上下来，开始讲话，要求吃早餐。这名患者在没有他人帮助的情况下自己穿好衣服，他对身边的一切都很感兴趣，并询问自己的病情和在医院住了多久。当我们告诉他在医院住了 4 年时，他并不相信。'"[4]

由于使用樟脑油令患者感到不适，而且从注射樟脑油到癫痫发作之间的时间并不统一，樟脑油后来被卡地阿唑［cardiazol，即戊四氮（Metrazol）］代替。卡地阿唑是一种已被证实可以安全地、更快速地诱发动物癫痫发作的药物，其效果良好，是诱发抽搐治疗的标准药物。然而，卡地阿唑是一种难以耐受的药物，所以人们继续寻找更容易耐受的诱发癫痫发作的可靠方法。1938 年，意大利精神病学家和神经学家乌戈·切莱蒂（Ugo Cerletti）和他的助手卢乔·比尼博士（Dr. Lucio Bini）用电流代替卡地阿唑诱发癫痫发作。"1938 年，一名 39 岁的男子在罗马街头流浪，他被送进了研究所。他用一系列'新词'诉说自己受到心灵感应的影响，他表现得行为被动、情感平淡。在这之前一年，他在米兰接受了 8 次卡地阿唑治疗，效果显著。他接受了电流诱发癫痫发作的治疗，随后立即变得能够条理清晰地交流。经过 11 次治疗后，他康复了，并在 1938 年 6 月出院时保持良好状态。一年后的随访中，他还在原工作岗位上工作。"[5]

第八章 电休克疗法：这种办法还在使用吗？

ECT 是如何逐步改进的？

使用化学药剂或电流诱发癫痫发作的抽搐疗法出现后，严重精神病的治疗取得了巨大进步。自 20 世纪 30 年代抽搐疗法首次应用以来，治疗的实际程序已经发生了重大变化。当时医生还不对患者进行麻醉以减轻焦虑或癫痫发作时的身体表现，治疗设备也只能施加未经细化的电流刺激。电流以电波的形式传播，早期 ECT 机器施加的刺激使用完整的电波来诱发癫痫发作，而如今的机器仅使用部分电波的短脉冲形式传输电荷。这样一来，现在的设备可以使较少的总电荷传输到大脑，造成一种更有效、更具针对性的刺激，从而产生治疗效果。这种方法的一个重要优点是，在保证疗效的情况下，ECT 导致的记忆力损失显著减少。

ECT 的另一个进步是它现在可以根据癫痫发作阈值确定电剂量，这减少了可能造成的认知方面的副作用。癫痫发作阈值是指诱发全身性脑癫痫发作所需的最小电量。研究表明，患者因 ECT 产生的抗抑郁反应取决于电剂量是否显著高于癫痫发作阈值[6]。单侧 ECT 尤其如此。

正如我们之前讨论过的，如今 ECT 主要用于治疗心境障碍，通常是抑郁症，也用于躁狂发作和紧张症。当一种疗效非常强大的新治疗方法被开发出来，特别是在其他有效治疗方法罕见时，研究人员会测试这种新疗法以确定它是否适用于不同的疾病。因此，研究人员测试了 ECT 对精神分裂症、重度抑郁症、双相情感障碍（躁狂期和抑郁期）以及帕金森病的疗效。ECT 已被证实对上述每种疾病都有疗效，但考虑到 ECT 会改变很多大脑回路的活动，这也就不足为奇了[7]。

幸运的是，精神病学的其他领域也没有停滞不前。研究人员正在不断开发新的药物和其他类型的治疗方法。因此，ECT 在精神科治疗中的作用需要不断地被重新评估。

ECT 的使用有何变化？

除非患者的病情危及生命，例如患者有恶性紧张症，否则大多数患者都认为只有在尝试了一线治疗且那些方法都无效后才应该考虑 ECT。让我们思考一下，随着时间推移，精神分裂症的治疗发生了什么变化。如上所述，抽搐疗法最初是用于治疗精神分裂症。冯·梅杜纳博士在首次报告使用 ECT 后的 2 年里，对 110 例精神分裂症患者进行了抽搐治疗，其中 53 例获得显著改善[8]。很明显 ECT 对精神分裂症是有疗效的，但它现在很少被用于治疗精神分裂症。这中间发生了什么呢？这是因为，正如现代循证医学中经常发生的那样，更好的药物出现了。20 世纪 50 年代，抗精神病药物氯丙嗪（Thorazine）问世，随后又有多种抗精神病药物出现。这些药物通常能有效地控制精神分裂症的阳性症状，即幻觉和妄想。在直接比较中，这些药物在短期治疗中与 ECT 一样

第八章 电休克疗法：这种办法还在使用吗？

有效，在长期治疗中疗效比 ECT 好。这些研究也指出了 ECT 有利于提高药物对耐药性患者的疗效，这也是目前 ECT 应用于精神分裂症患者的主要方式[9]。

ECT 使用过程中发生的另一个重大转变是，人们不再将其视为精神分裂症的治疗方法，而是将其视为难治性抑郁症的一种治疗方法。在 20 世纪 60—70 年代，因为 ECT 与另一种被称为"胰岛素休克疗法"的治疗方法相关，再加上电影和媒体中的负面描述，公众对 ECT 产生了负面的印象。除此之外，疗效更好的精神药物也不断发展。这些因素导致在 20 世纪 60—70 年代美国 ECT 的使用显著减少[10]。

在 20 世纪 80 年代，ECT 在严重精神疾病治疗中应用减少情况开始反转。ECT 从应用于精神病患者（通常是在公共医院接受治疗的男性）转变为应用于抑郁症和其他心境障碍患者（通常是中上层阶级的老年妇女，她们更经常在私人社区医院接受治疗）。这一转变既反映了人们对抑郁症等心境障碍的脑化学基础的认识的提高，也反映了 ECT 技术有所改进[11]。而且，随着人们意识到抗抑郁药物在治疗抑郁症状方面通常无效或仅部分有效，这种转变仍在持续。随着氯胺酮被引入和 rTMS 的不断改进，ECT 的使用情况可能会继续改变。

然而，你需要了解的重要问题是"在什么情况下应该使用 ECT"，或者更重要的是，"在什么情况下不该使用 ECT"。ECT 是否存在最佳临床实践方法？ECT 存在哪些风险？

如今 ECT 在什么情况下使用？

是否采用 ECT 取决于两个问题的答案。第一，患者是否患有可能对 ECT 治疗有反应的疾病？如果是，那么患者的临床情况是否表明应该对他使用 ECT？ECT 目前主要用于治疗心境障碍，最常见的是用于治疗**抑郁症**。与之相对的是**躁狂发作**，它可以被认为是抑郁症的对立面。如你所知，躁狂发作的特征是情绪高涨、欣快狂喜或急躁易激惹，通常伴随着行为的变化，如过度冒险、精力增加、睡眠需求减少。躁狂发作也会对 ECT 产生反应。

正如前面所说，ECT 最早被用来治疗**精神疾病**，当患者不耐受或对药物没有完全反应时，ECT 仍然是治疗精神疾病的有效方法。**紧张症**通常也对 ECT 有反应。紧张症表现形式多种多样，包括从姿势僵硬到焦躁不安、频繁出现重复动作和举止的各种状态。其中有一种非常严重的变异型紧张症被称为"致命性紧张症"，还有一种类似的**神经性恶性综合征**，后者在抗精神病药物治疗后可能发生。紧张症，特别是自身免疫性紧张症的发病率一直在提高。紧张症通常会影响青少年患者，因此我们将在后面针对特殊群体的讨论中对此进行更详细的论述。**帕金森病**是大脑中产生多巴胺的神经元丧失导致的。该病患者患有难治性抑郁症的概率很高，并且在帕金森病晚期会出现冻结步态。在这些情况下，ECT 有助于解决患者的情绪和运动困难[12]。

大多数情况下，患者的诊断都相对明确。于是第二个问题出

第八章　电休克疗法：这种办法还在使用吗？

现了：患者症状的严重程度，尤其是自杀倾向的严重程度，或者缺乏合理替代治疗方案的情况，是否使尝试 ECT 成为下一步治疗的合理选择。进行 ECT 治疗的主要原因之一是**患者对常用的心理治疗和精神药物没有反应**。

随着心理治疗和 FDA 批准的抗抑郁药物数量的增加，对"难治性"的定义也发生了变化。在 20 世纪 80 年代早期，难治性抑郁症通常是指患者试用了两种不同的三环类抗抑郁药物后都没有良好效果的情况。典型例子是去甲替林［nortriptyline，商品名派莫乐（Pamelor）］和丙米嗪［商品名托法尼（Tofranil）］都对患者无效的情况；去甲替林作用于去甲肾上腺素系统，而丙米嗪同时作用于去甲肾上腺素和 5-羟色胺系统。这是一种过于简化的介绍，实际上三环类抗抑郁药物也作用于其他神经递质系统。但我在这里要传达的主要观念仍然是，当有其他选择时，你不应尝试几种在本质上作用机制相同的药物[13]。

在过去，确定患者是否具有耐药性时需要考虑的另一个重要因素是药物的持续时间和剂量是否充足。三环类抗抑郁药物是否足量是一个大问题。这些药物造成的常见副作用包括口干、皮肤干燥、便秘等。更复杂的问题是，除了去甲替林，每种药物产生抗抑郁作用所需的血液浓度都不确定（至今仍然没有确定）。因此，让抑郁症患者在 2—16 周里持续服用足剂量的三环类抗抑郁药物，以此改善病情，是很难的。

20 世纪 80 年代末，随着氟西汀（百优解）获得批准，患者的情况改善了很多,而临床医生面临的情况也变得更加复杂。氟西汀的抗抑郁作用与三环类抗抑郁药物相近,并且在直接对比中前者引起的副作用明显较少[14]。氟西汀非常成功,推出1年内销售额就达到3.5亿美元,最终达到每年26亿美元[15]。从氟西汀获批到艾司氯胺酮获批之间,大多数抗抑郁药物的作用机制在很大程度上与氟西汀相似,但副作用不同(有时疗效更好)[16]。

专业人员在认识到抗抑郁药物的异同之后,提出了一种与各类癌症分期系统类似的难治性抑郁症分期系统。表8.1概括了迈克尔·泰勒斯(Michael Thase)和约翰·拉什(John Rush)提出的一个难治性抑郁症分期系统[17]。

表8.1 难治性抑郁症分期

耐药阶段	治疗失败
Ⅰ	一类抗抑郁药物失败
Ⅱ	两类不同的抗抑郁药物失败
Ⅲ	Ⅱ期加上三环类抗抑郁药物失败
Ⅳ	Ⅲ期加上单胺氧化酶抑制剂(MAOI)失败
Ⅴ	双侧ECT失败

不管是有意还是无意,大多数临床医生都以类似的范式为根据来决定是否向患者推荐ECT。除了患者有精神病性抑郁症和有严重自杀风险的情况,大多数临床医生都不将ECT当作一线治疗方案。他们会尝试使用抗抑郁药物和心理治疗,如果不成功,他

第八章 电休克疗法：这种办法还在使用吗？

们要么增加抗抑郁药物，要么用第二类药物来代替。ECT成为治疗方案通常基于以下几个原因。第一个原因是，大多数患者在第二种抗抑郁药物失败后会非常气馁，可能不愿意尝试第三种抗抑郁药。药物治疗失败带来的绝望感会提高在抑郁症中经常出现的自杀念头加剧的风险。绝望已被证实是人们从有自杀倾向转变到实施自杀行为的原因之一[18]。也许决定何时使用ECT时需要考虑的最重要的因素是抑郁症对大脑的影响。抑郁症导致患者不注意营养、停止锻炼，以及减少社会联系，这些都会损害大脑。也有证据表明抑郁症会提高患者痴呆的风险[19]。由于认识到抑郁症治疗不当会带来这些风险，许多临床医生都提倡患者应尽早进行ECT治疗，而不是在进行足疗程的、艰苦卓绝的药物治疗之后才接受ECT治疗。

药物不耐受是患者被转介接受ECT治疗的第二个原因。有些患者害怕服用"精神类药物"，在心理上对药物不耐受[20]。还有一些患者尝试了药物，但副作用让他们难以或无法继续服用药物。我治疗过一名非常积极的患者，她对我们尝试的第五种抗抑郁药物有反应。不幸的是，这种药物引起了严重便秘，使她的肠道几乎完全停止运作，因此她不得不停止服用此药。她需要住院治疗才能使消化道恢复正常，并且差一点儿就得进行手术。在那次经历后，她选择了ECT，她的抑郁症因此有了显著改善。我在撰写本部分时，她仍在接受维持期ECT治疗。这位患者的经历很好地说明了大脑和身体对抗抑郁药物可以有多么敏感。

如果你很难耐受抗抑郁药物，请记住，不同的抑郁症患者对同一药物的反应可能大相径庭。患者可能因大脑对药物的反应而难以耐受。让我以氟西汀为例进一步说明这一点。有些患者发现氟西汀是一种很好的抗抑郁药物。服用氟西汀后，他们的情绪从持续悲伤转为感觉良好，焦虑情绪显著下降，在接下来的时间里心情感到平静。彼得·克雷默博士（Dr. Peter Kramer）在其颇具争议的著作《倾听百优解》（Listening to Prozac）中描述了几位患者的类似反应，并认为百优解可以改变人类的性格[21]。我的理解是，他描述的是在我们成功地治疗抑郁症和焦虑症并让患者释放真实自我时，患者的生活会发生怎样的改变。如今，与同样患有抑郁症和焦虑症的患者相反，一些患者在服用一剂氟西汀后感到不安和焦虑，甚至想要自杀。还有一些患者的抑郁症有所改善，但他们发现自己什么也做不了，因为药物似乎使他们变得冷漠和丧失兴趣。正如一位研究被试曾向我解释的那样："我过去一直很悲伤、忧虑，现在我不那样了……但我必须摆脱这种药，因为我太懒散了，我的账单没付，碗也没洗，课程也学得很差。"在以上例子中，氟西汀在抑郁症患者中引起了三种不同的反应。这主要反映了他们大脑中情绪回路的潜在差异。

在这些患者身上观察到的不同反应也反映了他们吸收或代谢药物方式的差异。难以耐受药物的另一个常见原因是药物在血液和大脑中积累了很高的浓度。这是因为患者的药物代谢过程比正常人慢。精神科医生喜欢在一种药物不能使患者完全好转时混合

第八章 电休克疗法：这种办法还在使用吗？

使用多种药物。这被称为"合理的多重用药"。这些药物的组合会导致其中一种药物在一些患者体内积累的浓度水平比正常水平高得多。

20世纪90年代，由于抗抑郁药物广泛使用且人们认识到药物在体内积累的风险，研究人员对肝脏中的酶及其对药物清除的影响进行了详细探索。我们现在认识到有六种不同的酶可以代谢目前使用的大部分精神类药物。就其中的任何一种酶而言，患者都有可能出现三种情况，即代谢不良、代谢正常或代谢过快[22]。与代谢正常者或代谢过快者相比，代谢不良者血液中的药物浓度更高。药物浓度越高，副作用越强，患者也越容易对药物不耐受。幸运的是，正如你之前了解到的，**基因测试可以用来指导药物选择并避免这类问题**，但它还不能告知我们患者大脑回路的可能反应。

抑郁症患者接受ECT治疗的另外两个原因与**过去的反应**和**患者的偏好**相关。经历过多次药物治疗试验和多次抑郁发作的患者往往急于重新接受ECT。他们强烈地意识到抑郁症使他们失去了多少东西，也意识到ECT能多快速地让他们摆脱抑郁。我多年前治疗过一名患者，他在精神科住院病房接受治疗，无法下床。经历过1个月的广泛药物试验和严重的副作用后，他被转介接受ECT治疗。在8次单侧超短ECT治疗后，他发生了巨大变化，恢复到了病前的状态。几个月后，当他又开始情绪低落时，尽管他很重视服药，但他还是很快回到医院寻求额外治疗，并接受了维持期ECT治疗。还有一名患者在退休前不久患上了抑郁症。他在经过了几次失败的用药经历后接受了ECT治疗，并且反应良好。他完成了ECT疗程，在退休前重返了工作岗位。度过了1年非常愉快的退休生活后，他又陷入抑郁状态。这次他坚持再次选择ECT并进行了一个疗程的ECT治疗。几年后，他在一次患者及家属的会议上谈到了自己的经历，称赞ECT挽救了自己的退休生活。他非常生动地描述了在抑郁时他眼中的世界有多黯淡，他几乎都照顾不了自己。接受维持期ECT治疗后，他可以旅游、读书，还打理了一个生机盎然的花园，享受阖家团圆的天伦之乐。

还有一种类似但不同的情况是，一些患者看到ECT在亲属身上具备有效性。由于抑郁症具有显著的遗传因素，例如，如果亲属患有抑郁症，患者通常会认识到他们患有与受益于ECT的亲属相同的疾病。这些患者在患上抑郁症时往往主张尽早开始ECT治疗。在极端情况下，一位拒绝接受药物治疗的患者甚至向我咨询，说她希望直接接受ECT治疗。当我问她为什么还没尝试过药物治疗就想接受ECT治疗时，她解释说她的阿姨患有重度抑郁症。她的阿姨已经痛苦了很长一段时间，尝试了多种药物，但都没有效果。最后，在她的阿姨自杀未遂后，精神科医生推荐了ECT。在ECT治疗后，她阿姨发生了翻天覆地的变化，变得十分快乐。这位患者觉得自己的病和她阿姨的病很相似，所以她不想等待药物起效，也不想经历她的阿姨经历过的药物副作用。

第八章 电休克疗法：这种办法还在使用吗？

ECT 和特殊群体

除了介绍 ECT 的主流应用，我们也将讨论 ECT 在一些特殊群体中的应用。

孕妇

社会和媒体倾向于将孕期描绘为女性会总体上感到非常幸福的时期。虽然对大多数女性来说情况确实如此，但也有一些人，特别是原本患有心境障碍的女性，会因怀孕期间及妊娠后激素水平的快速变化和波动而出现明显的情绪症状。据估计，有 10%—16% 的女性在怀孕期间患有抑郁症[23]。在妊娠期使用抗抑郁药物会带来风险，例如小幅度增加流产、早产以及婴儿先天性心脏畸形和呼吸困难的概率。另外，孕期的抑郁症会导致孕妇难以摄入足够的营养、很难在产前服用维生素等常规药物、无法定期运动，以及缺乏社会支持，这些都会对婴儿的健康产生深远的影响。此外，患有抑郁症的孕妇的自杀意念似乎有所增加[24]。患有抑郁症和其他精神疾病的孕妇没有毫无风险的选择，但她们有明确的治疗需求。

妊娠后，母亲身上可能发生的最严重的情况是患上具有精神病性特征的产后抑郁症。这种极度痛苦的状态可能会引起母亲的妄想而导致婴儿死亡，除非婴儿受到保护、母亲接受治疗。

ECT对孕妇来说有几个优点，包括起效相对较快、麻醉时间短，而且学界已证实，在适当的监测下，ECT在妊娠的三个时期对孕妇都是安全的[25]。

当孕妇出现情绪症状时，我们一般可以用ECT安全地进行治疗。胎儿与镇静药物的接触非常短暂，肌肉松弛剂不会穿过胎盘进入胎儿体内。但是，有几个注意事项应该牢记[26]。随着胎儿成长，它会向下挤压孕妇的肠道，这增加了孕妇的胃液反流进入肺部的风险。在妊娠29周后，麻醉团队可能要采取更多的措施来防止这种情况发生。在临床实践中，我们还让产科医护人员在每次ECT治疗前后检查胎儿的心率。根据产科医生的指示，医生至少要在开始ECT治疗前和最后一次ECT急性治疗后对胎儿进行超声检查。

产后抑郁症也对ECT非常敏感。尽管药物别孕烯醇酮（allopregnanolone）已被FDA批准用于治疗产后抑郁症，但是对于无法获得药物治疗或药物治疗不成功的患者，ECT仍然是一种非常有效的治疗方法。

儿童和青少年

一般来说，当儿童和青少年被转介接受ECT治疗时，他们

第八章　电休克疗法：这种办法还在使用吗？

的病情都是相当严重的了。在成年之前发作的重性心境障碍通常是双相情感障碍或精神病和情绪症状的混合，被称为分裂情感障碍（schizoaffective disorder）。在成年之前就出现的精神疾病通常很严重。抗精神病药物通常有一定的缓解作用，但不一定能完全缓解症状。这类患者在有严重的自杀倾向或攻击行为风险时，就会被转介接受 ECT 治疗。精神疾病在本质上是慢性病，但 ECT 通常能有效减少急性症状并减少自杀倾向[27]。有一些小型研究表明在疾病刚开始就接受 ECT 治疗可以降低疾病的严重程度[28]。

紧张症

紧张症这一精神疾病不仅折磨着成年人，而且折磨着儿童和青少年。虽然传统上认为它是精神分裂症的一个亚型或是一种重型心境障碍，但是自身免疫性紧张症的发病率似乎越来越高。在紧张症的最常见变体中，患者的免疫系统会产生针对大脑中 N-甲基-D-天冬氨酸（N-methyl-D-aspartate，NMDA）受体的抗体。这也正是氯胺酮作用的受体[29]。

紧张症在临床上的特征是患者有严重的自闭精神状态和异常运动，他们要么身体僵硬，要么无目的性地疯狂四处走动。病情最严重的恶性紧张症患者的肌肉会断裂，导致他们其他重要器官停止运作。这种情况如果不能逆转，就可能导致患者死亡。紧张症可由精神分裂症、重性心境障碍和医学疾病引起。在紧张症由医学疾病引起时，其症状通常是自身免疫抗体使大脑中的关键受体失效的下游效应。如果你所爱的人患有紧张症，那么你应当让对方及时就诊寻找病因，这很重要。

目前治疗紧张症的一线药物通常是大剂量的苯二氮䓬类药物劳拉西泮。足量的劳拉西泮在单独使用时就可以产生显著效果，在使症状消失的同时令患者重获新生。我多年前治疗过一名患者，她在病房里站着一动不动，不与人交流。护士让我对她进行评估。从房间外面看，她明显处于紧张症发作的状态。我们给她服用了一剂劳拉西泮，不到半小时她就放松了，跟我们谈论起她的感受，并吃了一些东西、喝了点儿水。她长期服用劳拉西泮，最终康复出院。在劳拉西泮不起作用时，ECT对紧张症是很有效的。

因自身免疫性疾病患上紧张症的患者应该让神经病学团队参与到治疗过程中。神经病学家提供的药物可以抑制患者的免疫系统，制止自身免疫攻击。对于自身免疫性紧张症，治疗团队可以使用ECT来减少患者因疾病而无法动弹的时间。这样一来，患者所需的医疗护理强度会降低，病情好转后所需的康复治疗也会减少。

第八章 电休克疗法：这种办法还在使用吗？

ECT 是如何进行的？

我们将在下一章更详细地论述这一点，这一章先介绍一些基础知识。目前大多数 ECT 都是在医院进行的，每次 ECT 治疗包括五个步骤：入院、麻醉、治疗、康复和出院。入院、康复和出院通常由护士处理。在我工作过的大多数 ECT 治疗机构中，护士都自愿接受分配，积极投入患者的康复工作。ECT 所需的麻醉时间非常短，由经过培训的麻醉医师实施。ECT 医生在患者处于睡眠状态时开展治疗，通常只需要 1—4 分钟。ECT 机器可能来自两个主要制造商。这两个制造商的机器实施 ECT 治疗的机制非常相似，并且其可靠性也经得起时间的考验。ECT 治疗结束后，麻醉医师会先确保患者的病情稳定，再由护士接管康复工作。

显然，我的描述已经大大简化了整个 ECT 治疗过程，但你应该注意到的是，在接受 ECT 时会有一个专业团队的成员相互配合帮助你安全地康复。

ECT 的风险是什么？ECT 不会烧毁大脑吗？

ECT 最常见的副作用是记忆问题。ECT 大多数时候影响治疗前后的记忆，但也会影响过去的记忆。更进一步地说，患者记住新事物的能力在停止治疗后的几周内会开始恢复，如果患者接受的是维持期 ECT 治疗，他们的记忆能力通常在治疗后超过 2 周会开始恢复。ECT 对过去记忆的影响是因人而异的。有些患者报告接受治疗后失去了重要的记忆，而另一些患者没有报告说有明显的记忆缺失问题。对大多数患者来说，ECT 能帮助他们从抑郁的痛苦中解脱出来并且产生新的记忆，所以 ECT 是十分有效的。对于那些确实忘记了过去重大事件的患者，我建议他们看看相册，参观那些给他们留下记忆的地方。我有一名患者接受 ETC 治疗后忘记了一件过去发生的重要事情。在停止 ECT 治疗约 2 个月后，他回到了事发地点，在翻看相册时恢复了对那件事的记忆，甚至连微小的细节都想起来了。

现有的科学证据表明这些记忆问题是由记忆回路的规模增加和重塑造成的。没有证据表明 ECT 会损害大脑，这是关于 ECT 最持久和最可怕的错误信息之一。这种错误信息最早是在 ECT 发展的早期出现的，当时 ECT 还在完善之中。具体来说，当时 ECT 的电刺激使用了完整电波，电流的剂量没有根据患者的特定需求进行精准调控，也没有通过麻醉把患者面对的风险降至最低。这些因素导致了明显比我在前文描述的更严重的记忆困难，一部分心理健康专家认为这种记忆方面的副作用反映了过去的 ECT 治疗会带来潜在的脑损伤。时至今日，仍有一些群体这样主张[30]。他们引用 20 世纪 40 年代发表的文章，而那些文章基于对因其他医学疾病而死亡患者的大脑的研究[31]。那些文章的作者将看到的大脑变化归因于 ECT，而不是导致患者死亡的

第八章 电休克疗法：这种办法还在使用吗？

疾病。

时间更近的一些报告中，研究人员使用精密的现代化技术来检查大脑。其中至少有两个案例值得关注。第一例是一名男性，他在成年后大部分时间里患有慢性情绪和精神病性症状，并且接受了422次ECT治疗。这名男性在最后一次ECT治疗后的1个月左右死亡。即使他接受了罕见的大量ECT治疗，尸检结果也显示他没有受到脑损伤[32]。与之类似，贾森·斯卡利亚（Jason Scalia）及其同事报道了一例92岁的女性患者案例。这名患者有晚发性抑郁症，在生命的最后22年中接受了91次ECT治疗[33]。她的尸检结果只显示了与年龄相关的变化，没有证据表明ECT对她造成了严重的或微小的脑损伤。该案例报告的作者指出，在这名患者去世6天前，她在认知测试——简易精神状态检查中取得了完美的成绩。这个案例值得一提是因为，该患者在70岁左右时才接受ECT治疗，而在这个时期人的身体恢复力较弱。

另一种检验ECT是否会导致脑损伤的方法是动物研究。因为ECT可以在其他治疗都无效时成功治疗心境障碍，因此研究人员通常使用动物模型来探索ECT的运作机制。动物的大脑虽然不像人脑那样精密，但其中细胞的属性和基本的结构是一样的。与患者死亡后研究遗体的人脑不同，在动物研究中，动物是在保存脑组织的前提条件下被处死的。动物研究用高分辨率显微镜和其他化学技术检查大脑。这些高度敏感的现代化技术检查没有发现ECT治疗会对动物大脑造成损伤[34]。安博士（Dr. An）和石博士

（Dr. Shi）于 2020 年发表的一篇综述进一步支持了以上结果。他们回顾了 45 篇研究 ECS（即动物 ECT）效应的文章，得出的结论是"ECS 不会对大脑造成损伤"[35]。

对接受了 ECT 治疗的患者进行高分辨率结构脑成像扫描也能检验 ECT 是否会导致患者脑损伤。扫描结果显示患者没有大脑损伤，而且显示患者大脑中的某些区域变大了，尤其是海马体，而这是一个记忆回路中很重要的大脑区域。具有讽刺意味的是，可能正是海马体的体积增加导致了 ECT 治疗后患者出现的大部分记忆困难。

已有多项研究报告了这一意外发现。其中规模最大的一项研究来自全球 ECT 磁共振成像研究合作组织（Global ECT Magnetic Resonance Imaging Research Collaboration）。这个小组使用结构磁共振成像研究了 ECT 对 281 例患者海马体体积的影响[36]。结果显示，接受单侧或双侧 ECT 的被试海马体的体积增加了，而未接受 ECT 的 95 名对照被试的两次成像扫描结果没有显示差异。这一结果与格洛里博士（Dr. Gbyl）和维泽贝克博士（Dr. Videbech）发表的 ECT 对大脑结构影响的影像学研究综述得出的结论一致[37]。这篇研究综述回顾了 32 项研究，总共包括 467 例患者和 285 例对照被试。该综述的结论表明，**在他们回顾的所有研究中都没有报告脑损伤，并且他们发现被试海马体体积以及其他皮层和皮层下区域的体积有所增加**。综述还回顾了 5 项使用弥散张量磁共振成像技术（diffusion tensor magnetic resonance imaging）的 MRI 研

第八章 电休克疗法：这种办法还在使用吗？

究。这项技术着眼于连接大脑不同区域的纤维束的完整性。这些MRI研究涉及92名ECT患者和62名对照被试。研究发现，患者ECT治疗后，他们大脑中连接额叶和颞叶的纤维组织非但没有减少，反而增加了。格洛里博士和维泽贝克博士指出，脑体积的增加往往发生在那些被认为在抑郁发作时功能失调的大脑区域[38]。

最后，从功能学的角度，我的团队最近发表了一项涉及100名患者的研究，这些患者都至少接受了50次ECT治疗，其中有36名患者在急性ECT疗程中接受了100次治疗，最终转而接受维持期ECT。根据蒙特利尔认知评估（Montreal Cognitive Assessment）的结果，两组被试的认知功能基本上都没有变化[39]。

本章旨在中立地介绍ECT。我根据多年来接触过的患者的疑问来设计本章的内容，希望本章能消除你对ECT治疗的疑惑。我再强调一下两件事情：第一，ECT是一种安全的现代化治疗方法，并不像电影中描绘的那样恐怖；第二，ECT不会造成脑损伤。在ECT治疗过程中，患者的记忆回路确实会发生改变，但这种变化与你很难回忆起10年前的今天你吃了什么零食是相同的——你知道在某个时间节点有事情发生过，但已经忘记了具体内容。

这些年来，ECT帮助了许多重症患者。如果在阅读本章后你认为自己适合ECT治疗，那么你可以和临床医生谈谈。

参考文献

[1] James Luccarelli, Michael E. Henry, and Thomas H. McCoy, "Demographics of Patients Receiving Electroconvulsive Therapy Based on State-Mandated Reporting Data", *Journal of ECT* 36, no. 4 (2020): 229–33, doi:10.1097/ yct.0000 000000000692.

[2] William Z. Potter and Matthew V. Rudorfer, "Electroconvulsive Therapy— A Modern Medical Procedure", *New England Journal of Medicine* 328, no. 12 (1993): 882–83, doi:10.1056/nejm199303253281213.

[3] Mathew V. Rudorfer, Michael E. Henry, and Harold A. Sackeim, *Electroconvulsive Therapy in Psychiatry*, eds. Allen Tasman, Jerald Kay, Jeffrey A. Lieberman (Philadelphia: W. B. Saunders, 1997); Max Fink, *Electroconvulsive Therapy: A Guide for Professionals and Their Patients*, 2nd ed. (New York: Oxford University Press, 2009).

[4] Fink, *Electroconvulsive Therapy*.

[5] Max Fink, "Meduna and the Origins of Convulsive Therapy", *American Journal of Psychiatry* 141, no. 9 (1984): 1034–41, doi:10.1176/ajp.141.9.1034.

[6] Harold A. Sackeim, Joan Prudic, Mitchell S. Nobler, Linda Fitzsimons, Sarah H. Lisanby, Nancy Payne, Robert M. Berman, Eva-Lotta Brakemeier, Tarique Perera, and D. P. Devanand, "Effects of Pulse Width and Electrode Placement on the Efficacy and Cognitive Effects of Electroconvulsive Therapy", *Brain Stimulation* 1, no. 2 (2008): 71–83, doi:10.1016/j.brs.2008.03.001.

[7] Rudorfer, Henry, and Sackeim, *Electroconvulsive Therapy in Psychiatry*.

[8] Fink, "Meduna and the Origins of Convulsive Therapy", 1034–41.

[9] Rudorfer, Henry, and Sackeim, *Electroconvulsive Therapy in Psychiatry*; Andrew Teodorczuk, Brett Emmerson, and Gail Robinson, "Revisiting the Role of Electroconvulsive Therapy in Schizophrenia: Where Are We Now?", *Australasian Psychiatry* 27, no. 5 (2019): 477–79, doi:10.1177/1039856219860033.

[10] Rudorfer, Henry, and Sackeim, *Electroconvulsive Therapy in Psychiatry*.

[11] Luccarelli, Henry, and McCoy, "Demographics of Patients Receiving Electroconvulsive Therapy Based on State-Mandated Reporting Data", 229–33.

第八章 电休克疗法：这种办法还在使用吗？

[12] Richard D. Weiner, C. Edward Coffey, Laura J. Fochtman, Robert M. Greenberg, Keith E. Eisenberg, Charles H. Kellner, Harold A. Sackeim, and Luois Moench, *The Practice of Electroconvulsive Therapy* (Washington, DC: American Psychiatric Association, 2001).

[13] David J. Kupfer, "The Pharmacological Management of Depression", *Dialogues in Clinical Neuroscience* 7, no. 3 (2005): 191–205, doi:10.31887/dcns.2005.7.3/dkupfer.

[14] P. Brambilla, A. Cipriani, M. Hotopf, and C. Barbui, "Side-Effect Profile of Fluoxetine in Comparison with Other SSRIs, Tricyclic and Newer Antidepressants: A Meta-Analysis of Clinical Trial Data", *Pharmacopsychiatry* 8, no. 2 (2005): 69–77, doi:10.1055/s-2005-837806.

[15] John Simons, "Lilly Goes Off Prozac", *Fortune* 149 (2004), 179–80, 182, 184.

[16] Kupfer, "Pharmacological Management of Depression", 191–205.

[17] M. E. Thase and A. J. Rush, "When at First You Don't Succeed: Sequential Strategies for Antidepressant Nonresponders", *Journal of Clinical Psychiatry* 58, suppl 13 (1997): 23–29. PMID: 9402916.

[18] Roar Fosse, Wenche Ryberg, Merete Kvalsvik Carlsson, and Jan Hammer, "Predictors of Suicide in the Patient Population Admitted to a Locked-Door Psychiatric Acute Ward", *PLoS ONE* 12, no. 3 (2017): e0173958, doi:10.1371/journal.pone.0173958.

[19] Sophia Bennett and Alan J. Thomas, "Depression and Dementia: Cause, Consequence or Coincidence?" *Maturitas* 79, no. 2 (2014): 184–90, doi:10.1016/j.maturitas.2014.05.009.

[20] W. Vaughn McCall, "Electroconvulsive Therapy in the Era of Modern Psychopharmacology", *International Journal of Neuropsychopharmacology* 4, no. 3 (2001): 315–24, doi:10.1017/s1461145701002437.

[21] Peter D. Kramer, *Listening to Prozac: A Psychiatrist Explores Antidepressant Drugs and Remaking of the Self*, rev. ed. (New York: Penguin, 1997).

[22] Elżbieta Wyska, "Pharmacokinetic Considerations for Current State-of-the-Art Antidepressants", *Expert Opinion on Drug Metabolism & Toxicology* 15, no. 10 (2019): 1–17, doi:10.1080/17425255.2019.1669560.

[23] Sherrill Rose, Sarah K. Dotters-Katz, and Jeffrey A. Kuller, "Electroconvulsive

Therapy in Pregnancy: Safety, Best Practices, and Barriers to Care", *Obstetrical & Gynecological Survey* 75, no. 3 (2020): 199–203, doi:10.1097/ ogx.0000000000000763.

[24] Teri Pearlstein, "Depression during Pregnancy", *Best Practice & Research Clinical Obstetrics & Gynaecology* 29, no. 5 (2015): 754–64, doi:10.1016/ j.bpobgyn.2015.04.004.

[25] Rose, Dotters-Katz, and Kuller, "Electroconvulsive Therapy in Pregnancy", 199–203.

[26] L. Maronge and D. Bogod, "Complications in Obstetric Anaesthesia", *Anaesthesia* 73, no. S1 (2018): 61–66, doi:10.1111/anae.14141.

[27] Diarmid J. M. Sinclair, Sai Zhao, Fang Qi, Kazare Nyakyoma, Joey S. W. Kwong, and Clive E. Adams, "Electroconvulsive Therapy for Treatment-Resistant Schizophrenia", *Cochrane Database of Systematic Reviews* 3, no. 3 (2019): CD011847, doi:10.1002/14651858.cd011847.pub2.

[28] Bjanka Vuksan Cusa, Nataša Klepac, Nenad Jakši, Zoran Bradaš, Marija Boievi, Natalia Palac, and Marina Šagud, "The Effects of Electroconvulsive Therapy Augmentation of Anti-psychotic Treatment on Cognitive Functions in Patients with Treatment-Resistant Schizophrenia", *Journal of ECT* 34, no. 1 (2018): 31–34, doi:10.1097/yct.0000000000000463; Max Fink and Harold A. Sackeim, "Convulsive Therapy in Schizophrenia", *Schizophrenia Bulletin* 22, no. 1 (1996): 27–39, doi:10.1093/schbul/22.1.27.

[29] Amber N. Edinoff, Sarah E. Kaufman, Janice W. Hollier, Celina G. Virgen, Christian A. Karam, Garett W. Malone, Elyse M. Cornett, Adam M. Kaye, and Alan D. Kaye, "Catatonia: Clinical Overview of the Diagnosis, Treatment, and Clinical Challenges", *Neurology International* 13, no. 4 (2021): 570–86, doi:10.3390/neurolint13040057.

[30] John Read, Sue Cunliffe, Sameer Jauhar, and Declan M. McLoughlin, "Should We Stop Using Electroconvulsive Therapy?" *British Medical Journal* 364 (2019): k5233, doi:10.1136/bmj.k5233.

[31] B. J. Alpers, "The Brain Changes Associated with Electrical Shock Treatment, a Critical Review", *Lancet* 66, no. 11 (1946): 363–69.

[32] Danielle Anderson, Robert Wollmann, and Stephen H. Dinwiddie, "Neuropa-

thological Evaluation of an 84-Year-Old Man after 422 ECT Treatments", *Journal of ECT* 30, no. 3 (2014): 248–50, doi:10.1097/ yct.0000000000000062.

[33] Jason Scalia, Sarah H. Lisanby, Andrew J. Dwork, James E. Johnson, Elisabeth R. Bernhardt, Victoria Arango, and W. Vaughn McCall, "Neuropathologic Examination after 91 ECT Treatments in a 92-Year-Old Woman with Late-Onset Depression", *Journal of ECT* 23, no. 2 (2007): 96–98, doi:10.1097/yct.0b013e31804bb99d.

[34] Erlyn Limoa, Sadayuki Hashioka, Tsuyoshi Miyaoka, Keiko Tsuchie, Ryosuke Arauchi, Ilhamuddin A. Azis, Rei Wake, et al., "Electroconvulsive Shock Attenuated Microgliosis and Astrogliosis in the Hippocampus and Ameliorated Schizophrenia-Like Behavior of Gunn Rat", *Journal of Neuroinflammation* 13, no. 1 (2016): 230, doi:10.1186/s12974-016-0688-2.

[35] Xianli An and Xiujian Shi, "Effects of Electroconvulsive Shock on Neuro-Immune Responses: Does Neuro-Damage Occur?" *Psychiatry Research* 292 (2020): 113289, doi:10.1016/j.psychres.2020.113289.

[36] Leif Oltedal, Katherine L. Narr, Christopher Abbott, Amit Anand, Miklos Argyelan, Hauke Bartsch, Udo Dannlowski, et al., "Volume of the Human Hippocampus and Clinical Response Following Electroconvulsive Therapy", *Biological Psychiatry* 84, no. 8 (2018): 574–81, doi:10.1016/ j.biopsych. 2018. 05.017.

[37] K. Gbyl and P. Videbech, "Electroconvulsive Therapy Increases Brain Volume in Major Depression: A Systematic Review and Meta-Analysis", *Acta Psychiatrica Scandinavica* 138, no. 3 (2018): 180–95, doi:10.1111/acps.12884.

[38] Gbyl and Videbech, "Electroconvulsive Therapy Increases Brain Volume in Major Depression", 180–95.

[39] James Luccarelli, Thomas H. McCoy, Stephen J. Seiner, and Michael E. Henry, "Maintenance ECT is Associated with Sustained Improvement in Depression Symptoms without Adverse Cognitive Effects in a Retrospective Cohort of 100 Patients Each Receiving 50 or More ECT Treatments", *Journal of Affective Disorders* 271 (2020): 109–14, doi:10.1016/j.jad.2020.03.152.

第九章
电休克疗法：如何获得治疗

本章关键点

- 如今的 ECT 已经实现了现代化，与传统的休克疗法相比有了很大的改进。
- 目前使用的麻醉药物增加了 ECT 治疗的安全性和患者的舒适度。
- ECT 仍然是治疗重度抑郁症或难治性抑郁症、躁狂发作和紧张症的最有效方法。ECT 也用于治疗难治性精神病，特别是在患者有自杀念头时。
- 除了对病因的诊断，影响 ECT 治疗的因素还包括病

第九章　电休克疗法：如何获得治疗

> 情严重程度、安全性（自杀/暴力风险）、治疗抵抗、无法耐受其他治疗和患者的偏好。
> - ECT 造成的记忆力方面的副作用很常见，而且是暂时的。有些患者接受治疗后出现的记忆力方面的副作用确实持续时间更长。研究人员已采取多种不同方式对此进行研究，结果表明这种副作用是记忆回路重塑而非脑损伤导致的。
> - 你应当与精神病医生讨论正在服用的药物对 ECT 治疗有何影响，并尽量减少或消除会干扰癫痫发作的药物，如抗癫痫药物和劳拉西泮（阿提万）等镇静催眠药物。

在受困于棘手的抑郁症时，你可能会询问如何才能获得 ECT 治疗。你会比其他任何人都更了解个体患抑郁症后对身边一切事物的态度会有多消极，甚至可能相信没有什么能治愈抑郁症。询问如何才能接受 ECT 治疗意味着你想要消除抑郁症，尽管身受重病折磨的你很难做到。如你所见，当一线的治疗方法无效时，患者依然可以选择其他有效的治疗方法。希望我已经消除了你对本书提及的治疗方法的偏见，特别是对 ECT 的偏见。这些治疗方法不仅可以缓解症状，而且能真正地消除痛苦。

大多数接受 ECT 会诊的患者都已经忍受了相当长时间的痛苦，尝试过许多不同的药物治疗、心理治疗方法。有些患者已经完全被抑郁症束缚，而另一些患者则在面对残忍的抑郁症时，筋疲力尽地努力维持生活。尽管病情严重且往往长期存在，但是来找我的患者中很少有人要求心理健康医生将他们转介到ECT治疗机构。事实上，有些患者断然拒绝了ECT，并继续与抑郁症做斗争。当被问及这样选择的主要原因时，这些患者给出的答复是他们对ECT感到恐惧。他们听说ECT会"烧毁大脑"，所以十分担心自己接受ECT治疗后会失去记忆，无法认出自己或家人。如果你允许我说点儿幽默的话，我会告诉你，在我使用ECT的这些年里，没有患者忘记过任何亲属，哪怕是他们很想忘记的那个亲属！患者的恐惧也可以理解，他们经常提到，在类似《飞越疯人院》(*One Flew Over the Cuckoo's Nest*) 的一些电影中，ECT被滥用的情节造成了毁灭性的影响。

和许多患者一样，安吉拉也对ECT抱有错误的印象和恐惧。安吉拉是一名48岁的已婚妇女，有3个孩子。在金融服务行业担任一个位高权重的职位时，她的生活脱离了正轨。当时，与她结婚14年的丈夫突然宣布要离开，搬回家乡意大利。她非常难过，但决心不让这一变故扰乱孩子们的生活。她熬过了那个夏天，以为自己已经想开了。她的季节性抑郁症发作在往年都还算温和，但在那一年的秋天，情况似乎恶化了。到了那一年的感恩节前后，尽管她很努力地挣扎，但她始终无法赶上正常的生活节奏。情况实在是太糟糕了，于是她去家庭医生那里做了检查。检查结果显示，她处于围绝经期，但没有其他医学问题可以解释她当时的情况。医生让她服用艾司西酞普兰（依地普仑），并推荐

第九章 电休克疗法：如何获得治疗

她去看精神科医生。

安吉拉去看了精神科医生，但她发现，艾司西酞普兰非但没有帮她改善情绪，反而让她变得"急躁"。她在工作中会对人大发雷霆，很难集中注意力。她的睡眠也很糟糕。老板把她叫到办公室，表示很担心她，并建议她休息一段时间来"重整旗鼓"。在接下来的 6 个月里，安吉拉和精神科医生调整了数次药物。他们尝试在艾司西酞普兰中加入阿立哌唑［aripiprazole，商品名安立复（Abilify）］，但情况好像变得更糟了。然后她停用了艾司西酞普兰和阿立哌唑，加用喹硫平［quetiapine，商品名思瑞康（Seroquel）］。即使每天服用 300 毫克思瑞康，但她还是情绪低落。更糟糕的是，她一整天都昏昏沉沉的，一看到食物就开始暴食。她在 2 周内体重增加 4.5 千克，于是要求换另一种药物治疗。因为不想体重继续增加，她拒绝服用锂盐。精神科医生又给安吉拉开了拉莫三嗪［商品名利必通（Lamictal）］，剂量稳步增加到每天 200 毫克。她没有那么焦躁不安了，但仍然感到十分抑郁。她沮丧地询问精神科医生是否有其他治疗方法可以尝试。由于体重问题，她拒绝了医生的用药建议。因为她可能患有 II 型双相情感障碍，所以医生认为 TMS 不适合她，而且 TMS 也不在她保险的覆盖范围内。最后，医生推荐安吉拉试用 ECT。

当走进我的办公室进行 ECT 的初步会诊时，安吉拉表现得很安静而且明显很沮丧。我们回顾了她的病史，发现她成年后经历过数次心境障碍发作，包括轻躁狂发作和抑郁症，对此她感到惊讶。在讨论了 ECT 可能引发的反应以及如何量身定制 ECT 治疗后，她问了最后一个问题："我真的病重到需要接受 ECT 吗？"

我的抑郁症是否严重到需要接受 ECT？

当精神科医生或治疗团队的其他成员提出 ECT 治疗时，患者经常问这个问题。在考虑自己的身体和精神健康时，你应该先确保自己了解了几个重要的概念。首先，抑郁症会损害患者的大脑和整体健康。抑郁症和焦虑症已被证实会加速衰老进程。其次，**如果你对两种抗抑郁药物都没有反应，那么你对第三种抗抑郁药物有反应的概率约为 20%**[1]。最后，抑郁症与缺失朋友和社会支持有关。对中老年人来说，这种人际联系的丧失可能会造成毁灭性的结果[2]。未经治疗的抑郁症和难治性抑郁症可能会对患者及其身边人产生深远持久的负面影响，因此精神科医生和心理健康专家建议，在抑郁症病程中接受 ECT 以及本书提及的其他治疗方法宜早不宜迟。

因此，我通常会用一个问题来回应患者提出的自己"是否病重到需接受 ECT"的问题：**如果你的抑郁症在接下来的 1 年内没有好转，你能承受它在这么长时间内持续影响你的健康和幸福吗？** 对大多数有明显抑郁症状的患者来说，答案是否定的。ECT 帮助了许多对这个问题给出否定回答的患者。

第九章 电休克疗法：如何获得治疗

如何开始 ECT 治疗？

在你决定更多地了解 ECT 这一潜在治疗方法之后，你要做的下一步就是安排一次初步会诊。与氯胺酮和 TMS 一样，心理健康医生或家庭医生可能会有熟悉的诊所或医院，通常会将患者转介至那里。如果没有此类资源，抑郁症和双相情感障碍支持联盟或全国精神疾病联盟（the National Alliance on Mental Illness）的当地分会可以为你提供当地治疗中心的名单。

初步会诊的主要目的是让你进一步了解 ECT 和 ECT 临床医生，也让医生了解你。从 ECT 顾问的角度来看，初步会诊至少有四个目标：第一，收集患者当前和过去的病史以判断 ECT 是否可能起效；第二，帮助患者了解 ECT 治疗的潜在风险和益处，消除患者的担忧；第三，确定是否需要进行预检测，从而将风险降至最低；第四，传达知情同意和 ECT 治疗所需的信息。请记住，初步会诊可能不会按这个顺序进行，可能会根据需要反复收集信息，解决你的疑虑。

如果你和大多数患者一样，觉得这样的会诊有压迫感，那么我建议你带上信任的人，一起做笔记，确保你的问题都得到解答。此外，我建议你在会诊前写下自己的治疗史，确保你不会忘记告诉医生过去治疗的重要细节（可以参考附录 B 的一些提示）。

我的保险是否覆盖 ECT?

你可能需要让保险公司在 ECT 治疗开始前就同意支付治疗费用。这被称为事先授权。根据保险情况,你可能需要支付一笔需要你与保险公司共同支付的费用。保险公司通常会同意支付 ECT 治疗的费用。许多研究一致表明,ECT 对治疗难治性抑郁症具有高性价比[3]。最近的一项研究发现,患者在住院之初就接受 ECT 治疗既可以缩短其住院时间,也可以降低治疗的总成本。

ECT 对我有效吗?

这个问题的答案取决于几个因素。你是否只患有一种障碍,并且这一障碍通常对 ECT 有反应?你是否患有其他会使 ECT 治疗复杂化的疾病?举个例子,如果一名患者第一次经历抑郁发作并存在自杀倾向,因此被转介接受 ECT 治疗,那么他很可能会对 ECT 产生良好的反应。与之相比,如果患者患有慢性抑郁症,有童年创伤史和长期酗酒史,并且经历过多次药物治疗失败,那么虽然他仍然可能对 ECT 有反应,但 ECT 的平均有效率将会降低[4]。我在会诊时问自己的第一个问题是,"这位患者的疾病是否可能对 ECT 有反应"。

在美国,ECT 最常用于治疗心境障碍,通常是治疗抑郁症[5]。

第九章 电休克疗法：如何获得治疗

心境障碍包括单相障碍和双相障碍。

ECT 也可以用于治疗症状与抑郁症相反的**双相躁狂发作**。同样，在进行 ECT 治疗之前，医生需要先确定患者的主要症状是否是由不同的精神疾病、医学疾病或药物使用障碍引起的，这很重要。

如上一章所述，ECT 对**紧张症**的疗效也很好。紧张症可由双相情感障碍、精神分裂症或自身免疫等医学疾病引起，是一种严重疾病。针对紧张症的一线治疗方法通常包括药物治疗和靶向治疗，但在一线治疗不起效或患者的总体健康状况开始恶化的情况下，ECT 往往是相当有效的。

正如前文讨论的，虽然 ECT 一般不用于治疗精神分裂症和其他精神疾病，但也存在一些特殊的情况。如果患者有**精神疾病**，且对药物治疗没有反应，特别是在患者出现幻觉并伤害自己或他人时，ECT 通常可以对其进行有效治疗。伴有精神病性症状的抑郁症通常对药物治疗反应差，但对 ECT 反应良好。因此有人认为 ECT 应被用作该病的一线治疗方案。

ECT 还有其他更专业的用途，但都不在本部分讨论范围之内，我在此不加评述。家庭医生会与你一起评估你抑郁症的成因、排除其他原因，从而确定 ECT 是否适合你。

在初步会诊中，医生必须确保患者没有罹患可能伪装成抑郁症的其他医学疾病。贫血就是一个例子。贫血是一组以红细胞计数低为特征的疾病，可引起与抑郁症患者的严重疲劳和迟钝相似

179

的症状。另一个常见的例子是甲状腺疾病。甲状腺功能减退也会导致类似抑郁症状的疲劳、过度睡眠和动机缺失。与之相反,甲状腺功能亢进症(甲状腺过度活跃)会引起类似躁狂症状的躁动、失眠、精力旺盛和活跃。不同的ECT中心采用不同的医疗检查方法。有些中心要求实验室自己排除可能导致抑郁症状的其他因素,而另一些中心则要求家庭医生对患者进行"医学问题清除"。

精神疾病的表现有时也会与心境障碍的表现类似。例如,人格障碍(如自恋型人格障碍和边缘型人格障碍)患者的特点是在任何情况下都以僵化的方式应对周围的世界。因此这类患者在人际关系、住房、就业等方面往往存在诸多困难。这会导致他们在现实生活中经历丧失,而这带来的悲伤往往会与抑郁发作混淆[6]。

过度使用酒精和其他物质也会直接导致抑郁症状,或通过影响人际关系和职业引起抑郁症状。因此,医生会面临一项挑战,即从那些主要问题是使用或滥用药物的患者中区分出谁在自我治疗情绪或焦虑障碍。这两类患者都在承受痛苦,都需要帮助,而问题在于他们需要的是什么类型的帮助。

我需要现在就接受ECT治疗吗?

一旦确定了ECT可能使病情改善,接下来就要确定ECT是

第九章 电休克疗法：如何获得治疗

不是下一步。一般来说，接受 ECT 的患者属于以下五类患者中的一种或多种：对药物和心理治疗有抵抗的难治性抑郁症患者、对药物治疗不耐受的患者、迫切需要病情好转的患者、过去对 ECT 有过反应的患者以及比起药物治疗更倾向于接受 ECT 治疗的患者。

难治性抑郁症

这是一种常见的 ECT 适应证。正如上一章所讨论的，难治性抑郁症很难定义。这是因为可用的抗抑郁药物和心理治疗的数量不断增加，也与对"治疗的充分试验"的定义相关。然而，有一些重点需要我们关注。

第一个重点是增加药物的问题。当一种药物无效时，患者接下来尝试的新药物应该通过与前者不同的机制起效，或者至少针对一个之前没有作为靶向的额外受体。在西酞普兰不起作用后紧接着试用艾司西酞普兰（被认为是西酞普兰中的活性成分）不利于进一步了解患者的病情。与之相反，在试用西酞普兰（一种 5-羟色胺药物）后紧接着试用度洛西汀（一种 5-羟色胺和去甲肾上腺素药物），这表明患者的抑郁症需要通过其他神经递质系统进行治疗。为患者添加锂盐或甲状腺激素，或者 ECT 和 rTMS 等神经调节治疗，是治疗计划中的增强策略的例子。如果要寻找作用机制不同的治疗方法，医生还有另一种选择，那就是适用调节谷氨酸系统的氯胺酮[7]。

第二个重点是剂量问题。一种药物必须有足够的剂量进入大脑才能起效，才能引起大脑的充分变化，改善患者的感受。因此，药物代谢的遗传差异十分重要。对于能快速分解药物的患者，即所谓的广泛代谢者，药物剂量可能需要比常用剂量更多才能起效。基因组检测能够揭示个体的药物代谢是否比平均水平更快或更慢，是一项重大技术进步[8]。但是，基因组检测尚不能根据药物作用机制来帮患者确定适当的药物。此外，请记住，除了氯胺酮和兴奋剂，抗抑郁药物都不会立即起效。它们至少需要2周，有时甚至需要长达16周才会起到抗抑郁效果。另外，足量的药物进入情绪回路足够长的时间才能改变患者的情绪，这点很重要[9]。

药物不耐受

有些患者发现自己**很难耐受抗抑郁药物**，这是选择ECT的一个不太常见但也十分重要的原因。他们在非常低剂量药物的影响下就会遭受非常强烈的心理、认知或生理副作用。这时基因组测试就能发挥作用了。有些患者代谢药物很快，那么进入其大脑的药物可能不足；与之相反，有些患者分解药物的速度比平均水

第九章 电休克疗法：如何获得治疗

平慢得多，那么他们血液和大脑中的药物含量就会远远高于正常水平，进而出现明显的副作用。另外，后者的大脑回路可能对少量的药物也会产生强烈的反应。在确认患者属于后者之后，医生可以减少药物剂量，使他们能够耐受药物治疗试验。

一些患者不能"耐受"某种药物的原因是，他们不想承担服用该药的潜在风险。一个很好的例子是一种新的抗精神病药物，FDA 对其批准的适应证范围已经扩大，使其可以被用作增强型抗抑郁药。已绝经的老年妇女在服用该药物时，会有更高的风险罹患一种叫作"迟发性运动障碍"的疾病。这些女性患者可能完全拒绝该药物，或者曾非常短暂地尝试过该药物，但出于担心副作用而停止服用它。如果你正在服用的药物产生了副作用，那么你应该与临床医生讨论，尤其是在考虑停药的时候。你也可以谈谈自己对药物的各种焦虑。患者会担心精神疾病和治疗的长期影响，或者有病耻感，这种情况并不少见。如果患者接受药物治疗时不能有效处理这些副作用和顾虑，那么他们可以通过 ECT 来摆脱抑郁症。

一定的耐药性

当患者对抗抑郁药物有反应时，他们可能仍然寻求通过 ECT 来增强对抗抑郁药物的反应，或者需要这样做。这往往是因为患

· 183 ·

者对某种药物只有部分反应或**有一定的耐药性**,在这种情况下,他们的感觉有所改善但并没有完全好转。这种情况下,患者通常会表现某些症状的消除,以及抑郁发作的其他症状强度降低。对抗抑郁药物有反应但症状未缓解的患者仍然存在明显的疾病负担,有残留症状的患者更容易复发抑郁症[10]。进行短疗程 ECT 治疗后再进行维持期治疗,对治疗这些残留症状往往相当有效。

迫切性

有些患者及其治疗团队认为**病情需要尽快改善**,因此在试用了一两种药物之后就接受 ECT。这可能是因为从精神病学的角度来看,即使是待在医院,该患者自杀或伤害他人的风险还是太高。这也反映了患者需要维持生活,例如保住工作或照顾其他家庭成员。另一些患者很快就开始接受 ECT,是因为抑郁症已经耗尽了他们的医疗资源,令他们面临死于营养不良的危险。ECT 可以快速缓解这些情况[11]。

攻击性紧张症是另一类迫切需要 ECT 治疗的精神疾病。在某些类型的紧张症中,特别是在恶性紧张症或"致命性紧张症"中,僵硬症状会导致患者肌肉断裂,从而使肾脏和其他关键的身体系统停止运作。幸运的是,紧张症对 ECT 的反应很强烈,而且其影响通常可以在演变成致命性危害之前就被阻断。

第九章 电休克疗法：如何获得治疗

接受 ECT 的既往经验

你可能会发现，开始新的 ECT 疗程的患者有许多**曾经对 ECT 有积极反应**。心境障碍往往是会反复发作的终身疾病，而且大多数抗抑郁药物的作用机制都是相似的，所以心境障碍最终会出现爆发性发作，这并不罕见。再度使用过去曾有过积极效果的治疗方法是合理的。几年前我治疗过一名患者，她整个八月都待在精神科住院病房里，尝试不同的抗抑郁药物和情绪稳定剂。这些尝试的结果不尽如人意，治疗团队要求进行 ECT 会诊。她显然符合接受 ECT 治疗的标准，于是接受了 10 次单侧 ECT 治疗，然后带着心境稳定剂和抗抑郁药物出院回家了。在那之后她过得相当不错，直到次年夏初，她的抑郁症再次发作。这一次，当治疗团队提出试用更多药物时，她拒绝了药物并要求接受 ECT 治疗。之后，她的病情再次好转。

如前文所述，当患者的家庭成员曾对 ECT 有积极反应时，情况会略有不同。心境障碍有明确的遗传成分，患者有时会意识到自己的症状与他们的某个亲戚的症状非常相似，而药物治疗对那个亲戚无效，反而是 ECT 改善了其症状。这些患者会直截了当地说"我不想像我叔叔那样，忍受了所有药物和副作用后，结果却只是发现药物没有疗效"或者"我确信 ECT 会起作用"。

我的健康状况是否让我适合接受ECT？

让我们继续看安吉拉的ECT之旅。在详细地回顾了她的病史后，我发现她很明显患有可能对ECT有反应的原发性心境障碍。除了高血压（控制得很好），她在其他方面都很健康，并且在ECT治疗中出现严重并发症的风险较低。我安排了常规的预检，即心电图检查以及基本的代谢检查，评估她的总体健康状况。安吉拉不存在健康问题，但有些健康状况可能会增加ECT的风险。幸运的是，只要积极管理各种健康情况，ECT治疗的风险就可以大大降低，许多八九十岁虚弱的患者都得到了治疗，并且他们的很多医学疾病都没有引起问题。

为了帮助你弄清楚自己的健康状况是否适合接受ECT治疗，我将简要介绍患者在ECT治疗过程中会发生的生理变化，以及可能受ECT治疗影响的各种医学疾病。

在ECT治疗过程中，电流会诱发癫痫发作，这是大脑神经元持续放电的一个阶段。这会导致大脑对氧气和其他营养物质的需求显著增加。患者接受了全身麻醉和肌肉松弛剂注射，所以身体的其他部分通常没有什么活动。患者的血压和心率会显著升高，使流向大脑的血流量增加。在癫痫发作期间，患者大脑中的血液量平均增加2—4倍。这意味着大脑和心脏具有严重潜在疾病的患者可能需要调整治疗方案，以降低中风或心脏病发作的风险。只有极少数患者的健康条件会使其在接受ECT治疗时面临很

第九章 电休克疗法：如何获得治疗

大风险。

对于患有潜在的**癫痫发作**、脑震荡和其他脑损伤病史的患者，ECT 诱发的癫痫发作可能会延长，或者可能需要更多的强化治疗才能阻止癫痫发作。幸运的是，这种风险可以通过仔细评估、咨询神经科医生以及在必要时预先使用抗癫痫药物来进行控制。在极少数情况下，癫痫发作的持续时间会过长，这种情况下通常可以使用更多麻醉和（或）抗惊厥药物。

有脑血管或血管系统疾病的患者接受 ECT 治疗的风险应该由神经科医生评估。**ECT 过程中出现的血压升高和心率增加会给患者全身的血管（血管系统）施加压力。** 患者大脑动脉狭窄或有既往中风史会使 ECT 治疗的风险增加，因此**医生要仔细评估和监测患者的血管状况**[12]。如果患者大脑组织的某个区域受损了，受损区域会受到刺激并使癫痫发作时间延长；受损区域如果愈合不好，则可能出血。动脉瘤是血管壁上的一种突出物，会增加血管破裂和严重出血的风险。动静脉畸形也会带来同样的风险。动静脉畸形是由纠缠在一起的血管组成的，会导致血管壁变得非常薄，使其在血压升高时容易爆裂。

如果患者的**大脑中有肿块**，这也会增加 ECT 治疗的风险。这些肿块可能是由肿瘤或被称为"血肿"（hematoma）的血袋引起的。肿瘤会占用脑部空间，增加脑内压力或引起脑出血。在血流量增加引起血压升高时，脑内组织就只能向下和向后移动。如果脑内组织被压得太低，呼吸中枢就会损伤，造成患者死亡。虽然有报道称医生可以在 ECT 治疗成功后使用药物降低脑部压力，但大多数 ECT 临床医生只有在患者肿瘤得到治疗后才会进行 ECT 治疗[13]。老年人在遭受头部撞击或受到其他头部损伤后，大脑内可能会淤积血肿。血肿会随着时间推移缓慢增大，占据颅骨内部有限的空间，从而引发问题。

在 ECT 治疗过程中，在施加刺激时，患者的心率最初会减慢；在癫痫发作开始时，患者的心率就会明显加快。患者的心率之后会一直保持在高水平，直到癫痫停止才会再次明显减慢。这些心率变化对于心脏健康的患者是暂时的，不会对他们产生负面影响。而对心脏病患者来说，这种变化则会引起一些问题。ECT 治疗过程中出现的**心脏问题**有两类。第一类是患者存在心脏传导问题，导致心律异常。第二类是患者的动脉部分堵塞，因此通过他们心脏的血流不能满足治疗期间血流增加的需求。

心房颤动（atrialfibrillation）是一种异常的心脏节律，会增加心脏上腔（心房）内形成血栓的风险。**任何位于左心房的血栓都可能进入大脑，导致患者中风**。如果你有房颤病史，医生需要确保在开始 ECT 治疗前你至少服用了 6 周的抗凝药物（也称为血液稀释剂）。

心脏下腔的异常节律，即**室性心律失常**（ventricular arrhythmia），也会增加 ECT 的风险。ECT 治疗过程中出现的心率增加会恶化异常的室性心律失常，导致患者心脏骤停。如果你患有室性心律失常，可以去看心脏科医生。

第九章 电休克疗法：如何获得治疗

如果患者的心脏传导通路运作良好，但心脏动脉有部分堵塞，即患者患有**冠状动脉疾病**（coronary artery disease）的情况下，ECT 也可能引发心脏问题。ECT 会大大增加心脏在短时间内的工作负担。如果心脏动脉出现明显堵塞，那么它将无法为心肌提供足够的血液，也无法提供更多的氧气和营养物质以满足心脏的工作负担，进而造成部分心肌受损。同样，医生可以通过积极监测和使用药物来限制心脏工作量的增加，从而保护患者的心脏。如果你正在治疗冠状动脉疾病，ECT 治疗团队很可能会要求你先去看心脏科医生，确定你服用的保护性药物已经优化过了[14]。

脊柱问题，例如椎间盘的压缩和侵蚀也会增加 ECT 的风险。椎间盘位于各个椎体之间，可以缓冲日常活动中椎体之间发生的接触，避免构成骨质脊柱的椎体骨折。ECT 治疗期间，麻醉用的肌肉松弛药物会减少癫痫发作时的肌肉运动，从而大大降低治疗风险。但是，由于血流和药物代谢存在个体差异，部分患者可能得不到最佳保护，特别是在早期 ECT 治疗期间。这种问题最常表现为疼痛和/或麻木。ECT 通常不会恶化这些情况，但医生最好还是在治疗前对患者进行详尽的神经学评估，在治疗期间更加谨慎地处理肌肉的放松程度。

甲状腺疾病也会增加 ECT 的风险。甲状腺激素调节代谢。甲状腺激素过少（甲状腺功能减退症）会导致患者没有精力、体重增加、感到抑郁。甲状腺激素过多（甲状腺功能亢进症）会导致患者亢奋、难以入睡、心率加快、体重减轻。如果患者在甲状腺过度活跃时接受ECT，其心率和代谢活动会进一步增加，这可能导致心律异常或危险的高血压[15]。如果你确实有甲状腺问题，那么出于安全考虑，在接受ECT治疗之前你应该先治疗过度活跃的甲状腺。

另一个重要的注意事项是，如果你正在接受锂盐治疗，那就不要接受ECT治疗。因为锂盐会增加严重精神错乱的风险，所以在ECT治疗过程中通常要停用锂盐。锂盐还会削弱甲状腺释放甲状腺激素的能力，从而导致TSH（thyroid stimulating hormone，促甲状腺激素）增加。如果你正在接受甲状腺激素治疗，并为了接受ECT治疗停用锂盐，那么你可能出现甲状腺激素反弹增加的情况。在进行ECT治疗时，我们要尽量避免与甲状腺激素过度分泌相关的血压升高和心率升高[16]。

虽然本章前一部分内容介绍了与ECT治疗相关的大多数主要医学问题，但并不详尽。一般来说，在接受ECT治疗之前，患者最好先去看看家庭医生，获得医疗许可。

我要接受单侧ECT还是双侧ECT？

让我们再回到安吉拉的案例。审查完她的健康状况后，我和她就开始讨论ECT治疗计划的细节。我们首先讨论了ECT治疗中单侧和双侧电极放置的不同之处。ECT最初被开发出来时，电

第九章 电休克疗法：如何获得治疗

极会放置在患者头部两侧（双侧）。直到第一次ECT临床实践的20年后，电极才开始放置在单侧[17]。根据研究人员报告，单侧ECT和双侧ECT的疗效相当，但单侧ECT重新定位电极所需的时间更少，短时记忆方面的副作用也更小。

除了报告数据，研究人员还补充了临床经验，即他们在临床上发现双侧ECT比单侧ECT更有效。研究人员还对几项相关研究进行了分析，分析结果进一步证实了双侧ECT的效果略好。一些治疗团体基于这种临床经验提倡在ECT中应当只使用双侧电极放置的方法。虽然这些团体使用双侧ECT帮助患者改善病情，认知方面的副作用也会随着时间推移而消退，但是这些副作用让患者感到痛苦。我向安吉拉解释，单侧ECT对认知（记忆）的副作用更小，而双侧ECT对大多数患者来说更有效。因此，除非病情非常严重，否则我会建议她接受优化的右侧单侧ECT。

为了优化安吉拉接受的单侧ECT，我首先施加超短脉冲宽度的刺激。电流以电波的形式传输。脉冲宽度是指传输到患者大脑的电波片段的长短。随着时间推移，ECT中使用的脉冲宽度越来越短。现在普遍认为超短脉冲宽度是0.3毫秒，而0.5毫秒或以上的属于短脉冲宽度。单侧ECT的主要优化方式之一是使用超短的脉冲宽度限制认知方面的副作用，同时保留抗抑郁效果。这就是临床医学治疗的"艺术"所在。与较长的脉冲宽度相比，超短脉冲治疗会减少ECT的认知副作用，然而超短脉冲要增加1—2个疗程才会达到治疗效果，而且治疗效果可能不如长脉冲宽度[18]。

我还与安吉拉讨论了 ECT 治疗期间"定剂量"通电的方案。具体来说，我们首先测量诱导癫痫发作的阈值，在随后的治疗中使用显著超过该阈值，但根据先前的研究又不过量的剂量。哥伦比亚大学（Columbia University）的哈罗德·萨克伊姆博士（Dr. Harold Sackeim）及其团队的研究成果表明，这种方法和使用较高剂量的电荷一样有效[19]。由于常用于治疗心境障碍的抗癫痫药物会影响癫痫发作的阈值，因此在开始 ECT 疗程之前，医生通常需要先调整这类药物的使用。劳拉西泮（阿提万）等镇静催眠药也是如此。稍后我将进一步介绍 ECT 治疗期间调整药物的情况。现在你需要了解的是，ECT 治疗需要平衡刺激参数、患者的日常药物以及麻醉剂的剂量和使用时机之间的相互作用。决定一名患者是使用超短脉冲治疗即可，还是需要切换到短脉冲治疗的关键可能就在于这种平衡。

ECT 治疗的流程是怎样的？

在本部分中，我将介绍一次 ECT 治疗的流程。

在每次治疗的前一天晚上，你要喝足量的液体，确保自己没有脱水。就目前市面上的各种运动饮料而言，你在接受 ECT 治疗的前一天晚上喝上任意一种饮料大约 1 升（只要它不含咖啡因）就足够了。根据麻醉科的惯例，你可能会被要求在午夜后不

第九章 电休克疗法：如何获得治疗

要口服任何东西，或者可能被要求在治疗前几个小时饮用清澈的液体。

到达治疗中心后先在前台登记，等治疗团队做好准备的时候去治疗区。治疗团队会核实你的知情同意书、医疗状况和用药情况，并准备一条静脉注射管。治疗团队会询问你的情绪如何，评估安全性。根据不同的服务，你可能需要在治疗前填写评定量表。

我在 ECT 治疗过程中会保持清醒吗？

如前文所述，治疗团队会给你静脉注射一种诱导全身麻醉的药物。注射麻醉剂是为了让你在 ECT 治疗过程中入睡并放松肌肉，在治疗持续 1—2 分钟的时间里将受伤的风险降到最低。治疗开始时，团队会确定麻醉药物和剂量。根据你对第一次 ECT 治疗的反应，治疗团队可能会在第二次治疗时微调治疗方案。

全身麻醉的总持续时间约为 15 分钟，因此 ECT 治疗首选短效麻醉药。在美国最常用的短效麻醉药是美索比妥（methohexital），它长期应用于 ECT 治疗，安全性好。此外，一些医院使用依托咪酯（etomidate）。这是一种起效很快的麻醉药物，不会使癫痫发作阈值提高很多。这一特性正是依托咪酯的可取之处所在，因为癫痫发作是 ECT 的起效方式，而使用麻醉剂会提高癫痫

· 193 ·

发作的阈值，从而可能降低 ECT 的疗效。然而使用依托咪酯必须谨慎，因为它会抑制一种维持健康血压的激素分泌。通常情况下，患者依托咪酯的耐受性很好。但在它用于 ECT 治疗时，如果你在 2 次治疗之间出现头晕或头昏的情况，你应该将情况告知治疗团队[20]。

在 ECT 治疗中使用较多的另一种麻醉药物是丙泊酚（propofol）。丙泊酚会提高癫痫发作的阈值、缩短癫痫发作持续时间，但它也会抑制治疗过程中血压和心率的升高。因此，丙泊酚对心血管疾病患者等特殊群体相当管用。然而，如果将丙泊酚用作麻醉药物，患者可能需要更多的治疗次数才能改善病情[21]。

你接受麻醉睡着后，治疗团队就会给你静脉注射肌肉松弛药物。最常用的肌肉松弛药物是琥珀酰胆碱（succinylcholine），因为它起效时间很短并且耐受性良好。在头一两次 ECT 治疗后，你可能会感到肌肉酸痛。我通常会这样描述这种感觉：这就像你有一段时间没去健身房后，重新锻炼之后感受到的那种酸痛。患者通常将这种肌肉酸痛归因于癫痫发作时肌肉的运动，但其实这是肌肉松弛剂的副作用，即使在 ECT 治疗期间完全放松且没有明显运动的患者也会经历这种副作用。

如果你在治疗后醒来时感到呼吸短促或呼吸困难，你应该将情况告知治疗团队。这种情况很容易处理，常用的方法是增加麻醉剂或减少肌肉松弛剂。在极少数情况下，这是假性胆碱酯酶（pseudocholinesterase）缺乏症的症状。假性胆碱酯酶是血液中的

第九章 电休克疗法：如何获得治疗

一种酶，它会使琥珀酰胆碱失活，从而逆转肌肉松弛。这种缺乏症的发生率大约为 1/3000。它是一种遗传性疾病，在其他情况下几乎不会引起任何症状[22]。

在一些特殊情况下，即患者有大面积烧伤史、患有紧张症无法动弹，或者严重瘫痪时，医生需要使用其他肌肉松弛剂。琥珀酰胆碱会增加这类患者心律失常的风险。治疗团队可以使用其他肌肉松弛剂来消除这种风险。如果你有以上情况，麻醉师会推荐其他选择。幸运的是，患者对其他可用的典型肌肉松弛药物通常也具有良好的耐受性。

无论使用哪种肌肉松弛剂，你都会在 3—5 分钟内入睡，无法活动。在此期间麻醉团队会帮助你保持呼吸。肌肉松弛剂经过一段时间后会开始起效，这时治疗团队会将电极放置在你的头上，通上少量的电流以诱发癫痫发作。最初你的肌肉会紧张起来，然后根据肌肉松弛的程度，四肢和其他肌肉开始出现节律性运动。你的心率最初会减慢，然后随着癫痫发作的持续，心率会和血压一起显著增加。这些变化是由脑干介导的，脑干是负责维持身体生理机能的大脑组成部分。癫痫发作会持续 20 秒到 2 分钟。

癫痫发作停止后，你的心率会减慢，血压可能升高。在接下来的 5—15 分钟内你会逐渐醒来，心率、血压和肌肉放松程度都会相应恢复正常。治疗结束后 30 分钟内，你会恢复清醒和定向力。完全适应之后，你将在陪护下出院回家。陪护是非常重要的，因为麻醉剂仍然留在你体内，影响你的判断力和反应能力，而你可能意识不到这种影响的程度有多大。有些患者需要回家休息，但有些患者则可以继续一天的生活。因为ECT治疗通常在清晨进行，所以患者离开医院或诊所时，这一天还剩下很多时间。有的患者会先在外面吃完早餐再回家或上班。因为做过短暂的全身麻醉，所以患者最好在当天剩下的时间里保持放松。患者在ECT治疗当天不得驾驶或操作器械。

ECT的标准疗程是什么样的？

ECT的平均急性疗程或治疗抑郁症所需的治疗次数通常为6—10次。患者病情有所改善之后，接下来的问题就是接受维持期ECT还是药物治疗，或者二者兼而有之。医生可能已经决定在急性ECT疗程期间给你更换抗抑郁药物。如果你正在服用的药物和以前服用的药物作用不同，那么你应当停止接受ECT治疗并密切观察自己的抑郁症状。但是，如果你停止接受ECT并继续服用与接受ECT治疗前服用的药物相似的药物，那么你的抑郁症复发的风险会很高。维持期ECT能帮助你更好地保持健康，而药物和维持期ECT治疗相结合的效果才是最好的。

ECT 的副作用是什么？

ECT 最常见的副作用是患者在治疗过程中会出现记忆困难。ECT 的反对者根据这一记忆方面的副作用辩称 ECT 会造成脑损伤。正如我前面解释的，ECT 并不会造成脑损伤。事实上，ECT 会导致某些大脑区域的体积增加，比如大脑记忆回路的重要组成部分海马体。在 ECT 治疗过程中，记忆回路中至少有一个关键组成部分的体积增大了。因此从功能上讲，ECT 在记忆方面的副作用反映了记忆回路的重塑。

在 ECT 疗程中，大多数患者学习新事物的能力会降低。换句话说，他们存在瞬时记忆和短时记忆问题。还有些患者报告说，在 ECT 疗程中，他们忘记了发生在过去某些时间段的事情。我知道患者因此很痛苦。我通常会安慰患者（安慰确实有效），并提醒他们，我们预期他们的记忆力在治疗停止后就会恢复。大多数患者的记忆力在 ECT 治疗结束后会稳定一两周，然后开始恢复。一些患者发现接受 ECT 治疗后他们的瞬时记忆和短时记忆能力比治疗前更好[23]。

ECT 常见的直接副作用通常相对轻微，并会在治疗结束后数小时内消退。由于接受了全身麻醉，患者在 ECT 后通常会感到有点儿头晕目眩，还可能会出现定向障碍和轻度混乱（这些副作用非常常见）。值得庆幸的是对大约 90% 的患者来说，头晕目眩和混乱的感觉会在癫痫发作的 30 分钟内消失[24]。由于麻醉和 ECT

的综合作用，少数患者会不记得自己接受过 ECT 治疗，定向障碍消退后他们会询问何时轮到他们接受治疗。当被提醒他们已经接受了 ECT 治疗，他们通常就会记起自己在麻醉剂作用下睡着了。

患者接受 ECT 治疗后出现**头痛**的情况也并不罕见。这种情况通常说明患者先前就存在一些健康隐患，例如偏头痛史或颞下颌关节（temporomandibular joint，TMJ）疾病史。患者可以根据头痛的类型采取预防措施。口服对乙酰氨基酚通常能非常有效地预防头痛。医生也可以通过甲哌氯丙嗪（prochlorperazine）和为患者静脉输液来预防患者偏头痛（或在 ECT 后治疗偏头痛）。遗憾的是，与 TMJ 相关的头痛更难预防。对患者施加电刺激以诱发癫痫发作时，电流会直接刺激控制下颌咀嚼肌的肌肉（咬肌），导致肌肉紧张和下颌的潜在错位，继而引发头痛。接受 ECT 治疗后用冰袋冰敷咬肌并服用对乙酰氨基酚或者布洛芬，通常就能使患者的头痛缓解或消除。

恶心是麻醉后常见的另一种短暂副作用，通常可以通过静脉输液和/或用药物进行预处理来预防。**肌肉酸痛**在前一两次 ECT 治疗后也很常见。这是肌肉松弛剂的副作用，通常会在 ECT 疗程中逐渐消退。

多项研究表明癫痫发作是 ECT 治疗的活性成分，而麻醉是为了防止患者受伤。在有效的麻醉剂出现之前，患者经常会因癫痫发作而骨折或脱臼。据估计，麻醉剂和肌肉松弛剂投入使用后，这种受伤的发生率降低到 0.4% 以下[25]，而且死于 ECT 的风险与死于小手术中全身麻醉的风险相同，远低于死于横穿马路的概率[26]。

接受 ECT 的同时我是否该继续或开始服药？

对这一问题的见解存在一些分歧。近期的一项研究考察了在接受 ECT 时患者服用的主要精神药物的影响，包括抗惊厥药物的影响。该研究的结果发现，这些药物对癫痫发作的阈值没有影响[27]。然而我并不相信这项研究的结果。伦敦的杰哈博士（Dr. Jha）和施泰因博士（Dr. Stein）在早期研究中发现，即使 ECT 治疗看似很充分，劳拉西泮等苯二氮䓬类镇静剂也会降低单侧 ECT 的有效性[28]。这一结果是成立的，因为 ECT 治疗起效的关键在于癫痫发作，而劳拉西泮等镇静剂是抗惊厥药物。基于这项研究，我采取的应对方法是在开始 ECT 治疗之前，在安全范围内尽可能减少患者服用的抗癫痫药物，并在治疗过程中继续缓慢减少药量。但是，拉莫三嗪（利必通）等抗癫痫药物在治疗心境障碍方面很流行，使这项工作变得更加复杂。除此以外，我也了解不能太大幅度、太快地减少抗癫痫药物剂量，因为这似乎会使患者的大脑变得急躁。通常情况下，ECT 治疗后患者会安静地醒来，但如果抗癫痫药物减少得过快或者患者具有潜在的癫痫发作易感性，那么他们会失去定向力，变得相当激动。虽然这种情况可以通过额外剂量的镇静剂来处理，但这是我从一开始就要避免的。

最近，另一位患者让我认识到了这种方法的有效性。这位先生40多岁，患有双相情感障碍。他是一位受人尊敬的专业人士，深受同事和朋友的喜爱。他前不久在接受药物联合ECT的治疗并且恢复得很好，所以停止了维持期ECT治疗。不幸的是，他之后重新陷入了躁狂发作和精神病状态。他住进医院，开始服用抗癫痫药物双丙戊酸钠（divalproex）来治疗躁狂发作，同时继续服用其他药物。他在服用双丙戊酸钠的同时重新接受了ECT。他接受了8次ECT治疗，但即使这8次治疗的强度比之前显著增加也没能起效。于是他停止服用双丙戊酸钠。到接下来的4次ECT治疗结束时，他明显好多了；到第六次ECT结束时，他感觉自己很好。几周后他重返工作岗位，同事们都为他感到高兴。

另一种在与ECT联合使用时需要注意的药物是锂盐。虽然这种情况并不常见，但接受ECT的同时服用锂盐会让你经常感到困惑和迷茫。因此我们的团队在开始急性ECT疗程的前一天晚上会让患者停用锂盐，最后一次治疗结束时再重新服用锂盐。锂盐具有抗自杀的作用，过早停用锂盐会增加处于抑郁状态的患者自杀的风险[29]。ECT也被认为具有抗自杀特性，在治疗过程中可以保护患者。接受维持期ECT时，如果在治疗前一天晚上停止服用锂盐，在治疗结束后继续服用，大多数这样做的患者都不会感到困惑[30]。

第九章 电休克疗法：如何获得治疗

我是否需要请假去接受 ECT？

如果你目前的工作需要你记住一些细节，那么你最好计划休息 4—6 周，以便在急性 ECT 疗程结束后有充足的时间恢复记忆。如果你和治疗团队认为你需要接受持续的、频率较低的 ECT 治疗，即巩固期治疗或维持期治疗，那么你可能需要再多休息几周才能回去工作。这些时间规划只作为一般指南。你应该和治疗团队一起讨论你的具体情况。

ECT 真的有效吗？

ECT 问世至今已有 80 多年，它仍在现代医学中应用，这证明了其治疗严重精神疾病的效果。在这 80 年中，ECT 在使用麻醉剂提高患者的舒适度与安全性，以及根据患者的需要调整治疗刺激两个方面都有所进步。意识到本书涉及的重性心境障碍和其他精神疾病会对患者产生长期严重的后果是很重要的。ECT 在治疗这些疾病方面有很高的成功率，将疾病对生活和家庭的影响降至最低的最好方法就是尽早接受治疗。

总而言之，正如你所知，难治性抑郁症会使患者十分痛苦，并对患者的家庭、健康和事业产生长远的影响。ECT 已被证实能有效治疗抑郁症、重性心境障碍、精神病和紧张症。在当今临床实践中，ECT是一种安全高效的治疗方法。对一些患者来说，ECT确实是救命稻草。对许多其他患者来说，ECT也给他们的生活带来了积极的改变。在ECT能治疗哪些疾病以及应在何时使用方面，我们的认识不断拓展，进而大大改善了ECT的临床应用技术。ECT治疗过程中所用的麻醉剂、ECT机器，以及治疗期间的药物管理等方面的改进也已经取得了重大进展。

参考文献

[1] B. N. Gaynes, A. J. Rush, M. H. Trivedi, S. R. Wisniewski, D. Spencer, and M. Fava, "The STAR*D Study: Treating Depression in the Real World", *Cleveland Clinic Journal of Medicine* 75, no. 1 (2008): 57–66, doi:10.3949/ccjm.75.1.57.

[2] Joan Domènech-Abella, Elvira Lara, Maria Rubio-Valera, Beatriz Olaya, Maria Victoria Moneta, Laura Alejandra Rico-Uribe, Jose Luis Ayuso-Mateos, Jordi Mundó, and Josep Maria Haro, "Loneliness and Depression in the Elderly: The Role of Social Network", *Social Psychiatry and Psychiatric Epidemiology* 52, no. 4 (2017): 381–90, doi:10.1007/s00127-017-1339-3.

[3] William M. McDonald, "Is ECT Cost-Effective? A Critique of the National Institute of Health and Clinical Excellence's Report on the Economic Analysis of ECT", *Journal of ECT* 22, no. 1 (2006): 25–29, doi:10.1097/00124509- 2006 03000-00005.

[4] Aazaz U. Haq, Adam F. Sitzmann, Mona L. Goldman, Daniel F. Maixner, and Brian J. Mickey, "Response of Depression to Electroconvulsive Therapy", *Journal of Clinical Psychiatry* 76, no. 10 (2015): 1374–84, doi:10.4088/ jcp.14r 09528.

[5] Samuel T. Wilkinson, Edeanya Agbese, Douglas L. Leslie, and Robert A.

Rosenheck, "Identifying Recipients of Electroconvulsive Therapy: Data from Privately Insured Americans", *Psychiatric Services* 69, no. 5 (2018): 542–48, doi:10.1176/appi.ps.201700364.

[6] American Psychiatric Association, *Diagnostic and Statistical Manual of Mental Disorders*, 5th ed.

[7] M. E. Thase and A. J. Rush, "When at First You Don't Succeed: Sequential Strategies for Antidepressant Nonresponders", *Journal of Clinical Psychiatry* 58, suppl 13 (1997): 23–29. PMID: 9402916; Richard C. Shelton, Olawale Osuntokun, Alexandra N. Heinloth, and Sara A. Corya, "Therapeutic Options for Treatment-Resistant Depression", *CNS Drugs* 24, no. 2 (2010): 131–61, doi:10.2165/11530280-000000000-00000.

[8] Marta Ramos, Cecilia Berrogain, Julia Concha, Laura Lomba, Cristina García, and Ma Ribate, "Pharmacogenetic Studies: A Tool to Improve Antidepressant Therapy", *Drug Metabolism and Personalized Therapy* 31, no. 4 (2016): 197–204, doi:10.1515/dmpt-2016-0019.

[9] Martin Desseilles, Janet Witte, Trina E. Chang, Nadia Iovieno, Christina M. Dording, Heidi Ashih, Maren Nyer, Marlene P. Freeman, Maurizio Fava, and David Mischoulon, "Assessing the Adequacy of Past Antidepressant Trials: A Clinician's Guide to the Antidepressant Treatment Response Questionnaire (ASCP Corner)", *Journal of Clinical Psychiatry* 72, no. 8 (2011): 1152–54, doi:10.4088/jcp.11ac07225.

[10] J. E. J. Buckman, A. Underwood, K. Clarke, R. Saunders, S. D. Hollon, P. Fearon, and S. Pilling, "Risk Factors for Relapse and Recurrence of Depression in Adults and How They Operate: A Four-Phase Systematic Review and Meta-Synthesis", *Clinical Psychology Review* 64 (2018): 13–38, doi:10.1016/j.cpr.2018.07.005.

[11] Richard D. Weiner, C. Edward Coffey, Laura J. Fochtman, Robert M. Greenberg, Keith E. Eisenberg, Charles H. Kellner, Harold A. Sackeim, and Luois Moench, *The Practice of Electroconvulsive Therapy* (Washington, DC: American Psychiatric Association, 2001).

[12] Sheryl Salaris, Martin P. Szuba, and Karen Traber, "ECT and Intracranial Vascular Masses", *Journal of ECT* 16, no. 2 (2000): 198–203, doi:10.1097/00124509-200006000-00012.

[13] Ashwin A. Patkar, Kevin P. Hill, Stephen P. Weinstein, and Stephen L. Schwartz, "ECT in the Presence of Brain Tumor and Increased Intracranial Pressure: Evaluation and Reduction of Risk", *Journal of ECT* 16, no. 2 (2000): 189–97, doi:10.1097/00124509-200006000-00011.

[14] Weiner et al., *Practice of Electroconvulsive Therapy*; Viji Kurup and Robert Ostroff, "When Cardiac Patients Need ECT—Challenges for the Anesthesiologist", *International Anesthesiology Clinics* 50, no. 2 (2012): 128–40, doi:10.1097/aia.0b013e31824ff57c; Ethan O. Bryson, Dennis Popeo, Mimi Briggs, Rosa M. Pasculli, and Charles H. Kellner, "Electroconvulsive Therapy (ECT) in Patients with Cardiac Disease", *Journal of ECT* 29, no. 1 (2013): 76–77, doi:10.1097/yct.0b013e318271761a.

[15] Weiner et al., *Practice of Electroconvulsive Therapy*.

[16] John H. Lazarus, "Lithium and Thyroid", *Best Practice & Research Clinical Endocrinology & Metabolism* 23, no. 6 (2009): 723–33, doi:10.1016/j.beem. 2009.06.002.

[17] Neville Peel Lancaster, Reuben Ralph Steinert, and Isaac Frost, "Unilateral Electro-Convulsive Therapy", *Journal of Mental Science* 104, no. 434 (1958): 221–27, doi:10.1192/bjp.104.434.221.

[18] Harm-Pieter Spaans, Esmée Verwijk, Hannie C. Comijs, Rob M. Kok, Pascal Sienaert, Filip Bouckaert, Katrien Fannes, et al., "Efficacy and Cognitive Side Effects after Brief Pulse and Ultrabrief Pulse Right Unilateral Electroconvulsive Therapy for Major Depression", *Journal of Clinical Psychiatry* 74, no. 11 (2013): e1029–e1036, doi:10.4088/jcp.13m08538.

[19] Harold A. Sackeim, P. Decina, M. Kanzler, B. Kerr, and S. Malitz, "Effects of Electrode Placement on the Efficacy of Titrated, Low-Dose ECT", *American Journal of Psychiatry* 144, no. 11 (1987): 1449–55, doi:10.1176/ajp.144.11.1449.

[20] H. Janouschek, T. Nickl-Jockschat, M. Haeck, B. Gillmann, and M. Grözinger, "Comparison of Methohexital and Etomidate as Anesthetic Agents for Electroconvulsive Therapy in Affective and Psychotic Disorders", *Journal of Psychiatric Research* 47, no. 5 (2013): 686–93, doi:10.1016/j.jpsychires.2012.12.019.

[21] Alok Kumar, Devendra Kumar Sharma, and Raghunandan Mani, "A Comparison of Propofol and Thiopentone for Electroconvulsive Therapy", *Journal of Anaesthesiology, Clinical Pharmacology* 28, no. 3 (2012): 353–57, doi:10.4103/0970-9185.98337.

[22] "Pseudocholinesterase Deficiency", MedlinePlus, last updated April 1, 2012, https://medlineplus.gov/genetics/condition/pseudocholinesterase-deficiency/.

[23] Ravi K. Sharma, Gajanan Kulkarni, Channaveerachari Naveen Kumar, Shyam Sundar Arumugham, Venkataramaiah Sudhir, Urvakhsh M. Mehta, Sayantanava Mitra, Milind Vijay Thanki, and Jagadisha Thirthalli, "Antidepressant Effects of Ketamine and ECT: A Pilot Comparison", *Journal of Affective Disorders* 276 (2020): 260–66, doi:10.1016/j.jad.2020.07.066.

[24] Donel M. Martin, Ada Wong, Divya R. Kumar, and Colleen K. Loo, "Validation of the 10-Item Orientation Questionnaire", *Journal of ECT* 34, no. 1 (2018): 21–25, doi:10.1097/yct.000000000000.

[25] Mathew V. Rudorfer, Michael E. Henry, and Harold A. Sackeim, *Electroconvulsive Therapy in Psychiatry*, ed. Allen Tasman, Jerald Kay, and Jeffrey A. Lieberman (Philadelphia: W. B. Saunders, 1997).

[26] "Odds of Dying", Preventable Deaths, National Safety Council: Injury Facts, https://injuryfacts.nsc.org/all-injuries/preventable-death-overview/odds-of-dying/.

[27] Stephanie Chiao, Keith Isenberg, and Carol S. North, "Psychotropic Medication Effects on Seizure Threshold and Seizure Duration during Electroconvulsive Therapy Stimulus Titration", *Journal of ECT* 36, no. 2 (2020): 115–22, doi:10.1097/yct.0000000000000621.

[28] A. Jha and G. Stein, "Decreased Efficacy of Combined Benzodiazepines and Unilateral ECT in Treatment of Depression", *Acta Psychiatrica Scandinavica* 94, no. 2 (1996): 101–4, doi:10.1111/j.1600-0447.1996.tb09832.x.

[29] L. Tondo and R. J. Baldessarini, "Reduced Suicide Risk during Lithium Maintenance Treatment", *Journal of Clinical Psychiatry* 61, suppl 9 (2000): 97–104. PMID: 10826667.

[30] Rikinkumar S. Patel, Anil Bachu, and Nagy A. Youssef, "Combination of Lithium and Electroconvulsive Therapy (ECT) Is Associated with Higher

Odds of Delirium and Cognitive Problems in a Large National Sample across the United States", *Brain Stimulation* 13, no. 1 (2020): 15–19, doi:10.1016/j.brs.2019.08.012.

第三部分

展 望

抑郁症的辅助治疗与潜在疗法

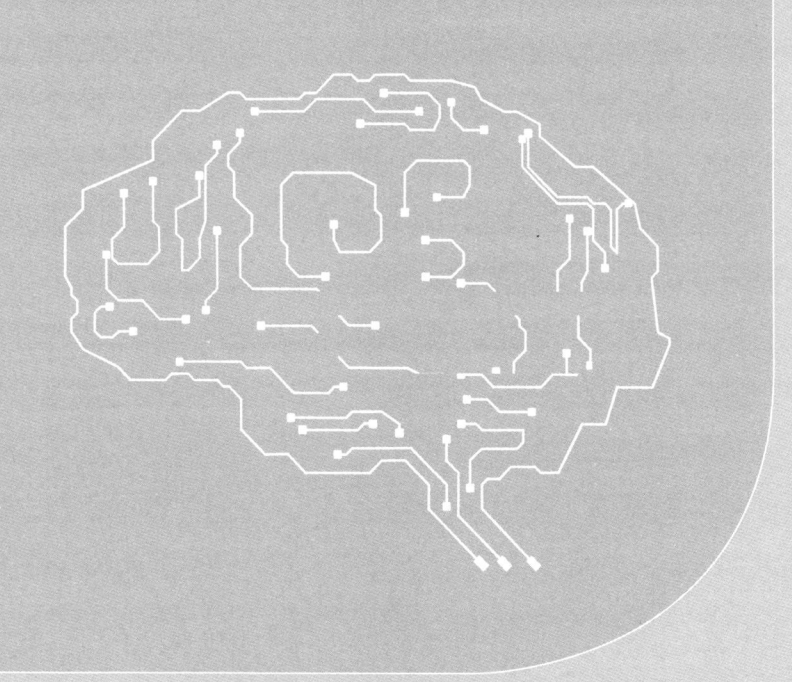

第十章
运动、营养和睡眠的抗抑郁作用

本章关键点

- 运动、改善饮食、解决睡眠问题可以显著减少抑郁，改善整体健康。
- 如果改变习惯很难实现，**试试使用"改变的科学"中的原则，比如形成具体的目标、"堆积习惯"，以及凝聚社会支持。这些原则可以让看似不可能的事情成为可能。**
- 运动的类型并不重要，重要的是做那些你感兴趣的运动，这样你更有可能实现运动目标。每周运动 150—

160分钟是一个合理的目标。
- 尽量减少含糖食物，增加瘦肉蛋白和蔬菜的摄入——营养丰富的食物——可以减少肥胖，改善情绪。
- 睡眠紊乱很常见，尤其是在抑郁症和其他情绪障碍患者身上。治疗睡眠紊乱可以增强抗抑郁治疗的效果，改善整体健康。
- 炎症会导致抑郁。患者可能会陷入恶性循环，即抑郁症导致的活动缺乏引起炎症加剧，而炎症又使抑郁症更严重。
- 运动、健康饮食和规律睡眠可以减少炎症。

本书中提出的治疗方法都非常有效，这些方法已经改变了许多慢性或重性心境障碍患者的生活。但是这些方法都治标不治本，心境障碍往往会复发。幸运的是，我们已经发现精神疾病，尤其是重度抑郁症，会影响患者的整体健康；反过来，整体健康状况也会影响患者的心境障碍进程。值得庆幸的是，医学研究已经发现改变生活方式不仅可以改善患者的整体健康状况，减少其体内炎症，甚至在某些情况下可以完全治疗心境障碍。你可能对这种多运动、多吃素食、改善睡眠模式的生活方式很熟悉。本章将解释它们为何有效，并给出支持患者采取这些生活方式的可用数据。我们将在本章结尾讨论与炎症相关的问题，特别是要监测哪些血液标志物，以及如果这些标志物的指标对运动、

第十章 运动、营养和睡眠的抗抑郁作用

饮食变化和睡眠模式改善没有反应,那么你该如何与医生制订策略。

难道不是每个人都需要多锻炼吗?

虽然大多数人都知道要多运动,但抑郁症患者通常不相信运动有利于缓解抑郁,而且很难开始运动。最近我参与的一次会议让我了解到,大肆宣扬要加强运动的声音会让抑郁症患者感到更沮丧。当时,我们在讨论医护人员的职业倦怠,房间里的一位医护人员明显变得心烦意乱。当被问及为什么烦躁时,他说:"如果有人建议我去运动、做瑜伽或冥想,我就感到不爽!"这位医护人员了解所有与运动、饮食、冥想和规律睡眠相关的研究数据,但他感到疲惫和沮丧。他需要的不是增加待办事项,而是尽快完成其中一些事项。而让他多做点儿其他事的建议会让他觉得自己又失败了。据我所知,尽管他并没有患抑郁症,但他的反应和抑郁症患者听到相同建议时的反应相似。**当你处于疲劳和抑郁的混沌状态时,那些让你开始运动或做出其他改变的建议听起来既荒谬又不切合实际。**然而,如果不告诉你这些干预措施的抗抑郁效果,你可能会错过一次自我引导、自我改变的机会。**这些措施不仅有利于改善抑郁,还会让你受益终身!**

· 211 ·

如何开始运动？

首先，我需要先提醒你，**如果你有任何健康问题，那么在开始新的运动计划之前，请先与家庭医生讨论**。

开始运动或增加运动量需要你下决心去改变日常生活。这是可以做到的，但不像说"我要开始运动了"那么简单。那么如何开始运动呢？了解一下每年新年后的第一个月有多少健身房会员卡没被使用过，你就知道人们普遍都想改变自己的生活，但坚持下来很难。幸运的是，一些科学家非常深入地研究了个人变化与成长。他们发现，改变生活的过程可以分为五个阶段：预想期、思考期、准备期、行动期和维持期[1]。

简而言之，**预想期**是指在意识到自己想要做出改变之前的一种心态。这一阶段发生在了解到运动的抗抑郁效果之前，甚至发生在你意识到自己患有抑郁症之前。**思考期**是你尝试决定是否该做出改变并思考如何改变的阶段。在这个阶段你可能会问以下问题："我应该去找家庭医生做检查吗？"当然！"我应该去看治疗师吗？"当然！"我应该开始运动吗？"当然！**准备期**是计划要做什么的阶段，**行动期**是开始执行计划的阶段。在这两个阶段你将决定要进行哪种类型的运动、运动时间和运动地点。**维持期**指保持已有改变的阶段。

部分研究人员还提出了复发期这个阶段，即承认改变很困难的阶段，此时人们可能会重新回到旧的行为模式[2]。鉴于你正在

第十章 运动、营养和睡眠的抗抑郁作用

阅读本书的这一部分，你至少处于思考期，所以我们将更具体地讨论如何根据上述五个时期的框架将运动添加到治疗计划中。

我似乎要做很多事情！

在人们向我之前提到的医护人员介绍瑜伽和冥想时，本部分标题的这句话就是他的反应之一（当时他可能有很多反应）。抑郁症患者的反应也是如此。正如我前面提到的，如果你的情绪很不好，而别人还建议你去运动，这就像个残酷的玩笑。但事实并非如此！研究表明，运动确实能减轻抑郁[3]。关键在于你要获得支持和所需的运动设施，这样你就可以做到原本以为不可能做到的事情。首先，我们可以大大简化流程，只考虑四个问题：

1. 我应该做什么类型的运动？
2. 我的日程安排是怎样的？
3. 每次运动持续多长时间？
4. 我需要什么样的设施和空间？

我会先就这些问题提出建议，然后在后面部分更详细地讨论这些建议背后的科学依据。**运动的类型**可以包括任何有助于流汗的运动，如果你选择了很喜欢的某项运动，就更有可能坚持下

去。大多数人选择每周运动 3—5 次。每次运动的时长因人而异，但总体目标是**每周 150—160 分钟**[4]。新型可穿戴设备可以帮你监测心率和其他健康变量，以及相关运动数据。结合考虑总体目标与每周可以安排的训练次数，你就可以确定每次锻炼的持续时间。

运动真的有效吗？

下面我将举一个更具体的例子——萨姆与抑郁症的斗争以及运动对他的"意外治疗"。萨姆是一名 19 岁的大二学生，因双相抑郁症来找我接受治疗。萨姆有广泛的双相情感障碍家族史，他的外祖母、母亲、两个舅舅和一个同辈亲戚都曾患双相情感障碍。在一年半时间里，他尝试了多种药物，包括锂盐、拉莫三嗪（利必通）、喹硫平（思瑞康）、鲁拉西酮［lurasidone，商品名罗舒达（Latuda）］和卡利拉嗪［cariprazine，商品名维雷拉（Vraylar）］。这些药物产生了副作用，但没有改善他的情绪。萨姆还尝试了艾司西酞普兰和安非他酮，但这两种药物都增强了他的自杀念头，必须停药。最后我们选择了拉莫三嗪和鱼油，同时每周进行一次心理治疗，这的确在一定程度上缓解了他的抑郁症状。萨姆感觉"好多了"，参加了大四秋季学期的课程。那年夏天经济萧条非常严重，所以大四学年的住宿安排得很晚。此外，

第十章 运动、营养和睡眠的抗抑郁作用

因为学校经费紧张,所以萨姆住的公寓距离学校大约有 8 千米。为了省钱,他大部分时间都骑自行车上下学,往返 16 千米的路程。几周后,萨姆注意到自己的情绪开始改善,感觉好多了。最初我们将这归因于季节变化,但同时我也注意到萨姆通常在秋天感到情绪低落。感恩节假期期间他回到了父母家,所以不再需要骑自行车上下学。到 1 周长假结束时,他的情绪又变得低落了。之后,他恢复骑自行车上下学,几天后他的情绪又开始好转。在大四接下来的时间里,萨姆每天都骑自行车,他的情绪一直保持在未患抑郁症时的状态。

如果我一开始就告诉萨姆他需要运动,这能治疗抑郁症,那么他会发现开始运动很难,甚至完全做不到。事实上,在新冠疫情期间,萨姆又经历了一次抑郁发作。在此期间,尽管知道运动的潜在好处,而且公寓楼里的健身房就在三层楼下,他也做不到定期运动。但为了完成学业和把通勤费用降至最低,萨姆无意中执行了定期高强度运动的计划。

我不确定自己是否能做到

我希望你能意识到运动有助于改善情绪,并将它列入每周例行事项,同时愉快地享受运动。你可能已经知道定期运动几乎对健康的各个方面都有益处,那么问题就变成了如何才能养成定期

运动的习惯。正如上文所述，这一问题已得到充分研究。要使某种行为成为一种习惯，你必须先开始做这件事。据估计，在高尔夫运动中，一个人要成为一名职业高尔夫球手，需要挥杆1万次。但幸运的是我们并不是要成为专业运动员，而只是把运动用作改善情绪的手段。要让某种行为成为一种习惯，大多数人至少需要重复这一行为2个月或66次[5]。这显然比1万次更容易做到。

在尝试养成新习惯时，确定一个合理、明确的目标是很有用的。如果只是简单地说"我要定期运动"，那么这个目标就太模糊了。与之相比，"我打算在之后的1个月骑中等阻力健身车，每周3天，每次30分钟"的目标显然更合理，运动量可测量，而且"1个月"的时长设定意味着你可能需要一步步慢慢地实现这个目标。

另一个有用的建议是将你想培养的习惯和已有的习惯联系起来。詹姆斯·克利尔（James Clear）在他的《掌控习惯》（*Atomic Habits*）一书中描述了"堆积习惯"的过程[6]。他举了一个运动的例子，就是把运动和下班后换衣服联系起来。"当你脱下工作服时，就要换上运动服。"如果抑郁症使你无法定期运动，那就把穿上运动服和每天第一次起床联系起来，然后开始运动。只要身体状态允许，你也可以在吃第一顿饭之前运动。糖尿病患者可能需要饭后再运动。

社会支持和分享目标也能促进运动。抑郁症的主要负面影响之一是患者在抑郁发作期间会与朋友渐行渐远。随着年龄的增

第十章　运动、营养和睡眠的抗抑郁作用

长，与朋友疏远的情况就更难逆转，哪怕是不抑郁的人也很难逆转，所以《华尔街日报》(Wall Street Journal)最近发表了一篇关于中年人交友和保持友谊的文章[7]。找一个愿意和你一起运动的可靠朋友通常能促进你参与运动。跟着小组或班级一起定期运动可能效果更好，而且可以维持甚至改善你的社交圈。

运动对我的抑郁症有效吗？

简而言之，运动的抗抑郁效果是无法预测的，有的患者会对运动产生强烈的抗抑郁反应，而有的患者反应有限。但可以肯定的是，运动在某种程度上帮助了大多数患者。它就算不能改善情绪，也能促进身体健康。

关于运动的潜在抗抑郁作用的报告最早出现在20世纪70年代的科学文献中[8]。在之后的50年里，这方面的文献不断发展，现在研究人员已经发现运动具有相当明显的抗抑郁作用。此外，这些研究的对象涵盖了从青少年到老年人的所有年龄段的被试[9]。

浏览这些研究时需要重点考虑的研究是否有安慰剂对照组。早期的相关研究是探索性的，所以并不总是包括安慰剂对照组。正如詹姆斯·布卢门撒尔博士（Dr. James Blumenthal）及其同事所指出的，抑郁症有时对糖丸反应良好[10]。所以，研究中设置良好的安慰剂对照组，例如，向对照组的被试提供关于他们疾病的信息或与糖丸等效的其他运动是很重要的。在你作为被试参与研究时，其他人会因此比平时更加关注你的表现，这也会带来抗抑郁效果，而安慰剂治疗组的设置可以很好地控制这一点。如果没有对照组，研究人员可能会在抗抑郁效果实际上来自社交增加或其他方面时，错误地得出干预有效的结论。

另一个需要重点考虑的问题是运动是否对所有年龄段的抑郁症患者都有效。众所周知，青春期出现的抑郁症不同于老年期出现的抑郁症。第一，老年期起病的抑郁症通常与血管疾病和其他慢性炎症的征象有关。第二，不同年龄患者的身体恢复能力和从运动中受益的程度是不同的。证明运动对抑郁症有益的最初数据来自年轻人群体。

老年人的生理适应力较差，而且身体疾病的负担通常更重，因此，过去我们不清楚运动对老年人的效果是否与对年轻人的效果相当。然而，在1999年，来自杜克大学（Duke University）的詹姆斯·布卢门撒尔博士（Dr. James Blumenthal）及其同事报告了一项研究的结果。该研究历时16周，比较了有氧运动、抗抑郁药物和二者相结合三种治疗方法[11]。结果显示，三种治疗都产生了抗抑郁反应，且没有一种治疗的效果显著优于其他两种。遗憾的是这项研究没有设置安慰剂对照组。这使得结果难以解释，因为仅仅是积极地参加研究这一行为本身就可能改善情绪。虽然这种可能性不是很高，但仍是有可能的。

第十章 运动、营养和睡眠的抗抑郁作用

随后两种通过运动帮助老年人抗抑郁的方法出现了。第一种是尽量避免药物治疗，通过运动来治疗抑郁症。洛佩斯－托雷斯·伊达尔戈博士（Dr. López-Torres Hidalgo）和德普－运动小组（DEP-EXERCISE group）最近报告了一项针对 65 岁以上抑郁症患者的研究。该研究中被试被随机分配到每周运动 2 次和服用抗抑郁药物两个组，研究为期 6 个月。在第一个月时，两种治疗方法的效果没有明显差异，但在第三个月和第六个月时，抗抑郁药物比每周 2 次运动更有效，但是药物治疗组报告了更多的副作用[12]。

目前临床上将运动与抗抑郁药物联合起来使用。一项相关研究调查了 121 名老年抑郁症患者，他们被随机分配到服用抗抑郁药物但不运动、进行低强度运动且服用抗抑郁药物以及进行高强度运动并逐渐加大强度且服用抗抑郁药物三组。经过 24 周的治疗后，单独服用抗抑郁药物组的缓解率为 45%，低强度运动组的缓解率为 73%，高强度运动组的缓解率为 81%。总而言之，定期运动增强了传统抗抑郁药物的疗效。更令人信服的是，运动的抗抑郁效果有剂量依赖性，即运动强度越大，效果越好[13]。

哪种类型的运动抗抑郁效果最好？

首先，我要强调，非常重要的一件事是选择一种你喜欢的运

动方式。参与你喜欢的运动最可能让你坚持下去,而最重要的是要行动起来。不过,可供选择的运动还是有许多。我们需要考虑的重点是一种运动是否对身体有更大的影响以及是否能治疗抑郁症。例如,我们需要考虑,集中在一段时间内提高心率的有氧运动是否比散步、力量训练或拉伸更好?高强度间歇训练是否比恒定强度训练更好?多久运动一次、做多少次运动才能有效治疗抑郁症?幸运的是,这些问题的答案可以归结为几个一般原则。

下面我将介绍已被证实有效的不同类型的运动,我倾向于将运动分为有氧运动和力量训练。有氧运动的目的是让心率在较长的时间内升高。是通过跑步、游泳、骑自行车、北欧式健走,还是其他活动提高心率,取决于你自己[14]。在这个过程中,需要考虑的一个重要因素是,有氧运动是以稳定的速度进行,还是穿插着一些高强度运动。后者是一种被称为高强度间歇训练(high-intensity interval training,HIIT)的新兴锻炼法,与速度保持高度稳定的传统方法相比,HIIT更能有效地加强力量和耐力。

除此以外,力量训练通常指举重或其他形式的阻力训练。根据锻炼的强度和速度,力量训练也可以提高心率,但其主要目的在于增强肌肉质量和力量。这在多个方面有助于缓解抑郁症、维持长期健康。因为患者在抑郁发作期间往往不那么活跃,所以只需要几周时间,他们的肌肉量和耐力就会开始下降[15]。因此,患者此时消耗的卡路里更少。除非大幅减少食物摄入量,否则他们的体重就会增加。脂肪的增加,尤其是腹部脂肪的增加,还会

第十章 运动、营养和睡眠的抗抑郁作用

导致炎症增加，损害健康组织，特别是血管。（我会在本书第230页详细介绍炎症）对老年人来说，体力下降和体重增加也会增加摔倒和骨折的风险。力量训练可以扭转这种趋势，增加的肌肉可以消耗更多的卡路里，即使在休息时也是如此。

哪类运动更适合我？

目前这个问题尚无确切的答案。直接比较有氧运动和阻力（力量）训练的抗抑郁效果的研究数量有限。现有数据表明这两种方法同样有效。有趣的是，阻力训练可能有更强的抗焦虑效果，而有氧运动可能对出现认知问题风险高的问题，或者处于认知障碍早期阶段的患者更有益[16]。因此，如果条件允许，将两种运动方式结合起来会更合理。然而万事开头难，在抑郁的时候，尝试两种类型的运动可能会让你觉得力不从心。已有研究报告了振奋人心的统计数据，该报告指出，**大约80%的抑郁症患者在参加运动研究后能够完成整个研究**[17]。**和你一样，这些患者的症状严重到足以被诊断为重度抑郁症。**

值得一提的是，包括高强度间歇训练和北欧式健走等其他运动方法在治疗抑郁症方面的效果虽然尚未得到充分研究，但似乎也有前景。

在HIIT训练中，个体先进行初步热身，然后进行高强度锻

炼，在接近极限时进行短暂的间歇训练。在高强度锻炼的间隔之间穿插低强度锻炼，多次重复这个过程。一种 HIIT 模式是在接近极限的情况下运动 60 秒，然后进行 1—2 分钟的低强度运动，如此循环往复。HIIT 运动的总时长可以短至 15 分钟，而且已有研究证实，与进行 30—40 分钟的中等强度持续运动相比，HIIT 更能有效提高运动能力[18]。由于 HIIT 是一种相对较新的运动方式，所以很少有人研究它对抑郁症的作用。然而，现有研究表明 HIIT 比中等强度的持续训练有更强的抗抑郁效果[19]。

北欧式健走需要个体拿上一根特殊的手杖。与用于保持平衡的步行杖不同，北欧式健走杖通过增加手臂的作业量来增加运动量。据估计，步行会调动身体大约 50% 的肌肉，而北欧式健走则会调动 80%—90% 的肌肉[20]。虽然北欧式健走已经被证明可以增加个体的有氧运动能力，但其抗抑郁的效果不明显，所以还需要进一步的研究[21]。

多少运动量合适呢？

对患有抑郁症或认知能力下降的患者来说，每周 150 分钟的有氧运动对大脑有益。虽然存在个体差异，但每周运动 150—160 分钟是有帮助的。库珀研究所（Cooper Institute）和得克萨斯大学西南医学中心（University of Texas Southwestern Medical

第十章 运动、营养和睡眠的抗抑郁作用

Center）的安德烈亚·邓恩博士（Dr. Andrea Dunn）及其同事比较了几组抑郁症患者，分别为拉伸运动组、低强度有氧运动组和高强度有氧运动组[22]。其中，低强度和高强度被试被进一步分为每周运动3次和每周运动5次两组。每周高强度运动5次组的有效率为64%，而每周高强度运动和低强度运动3次组的有效率为31%。每周运动五次的被试每周锻炼150—200分钟，这就是为什么我认为每周运动150—160分钟是一个很合适的目标。需要注意的是，世界卫生组织（World Health Organization）也建议65岁以上的人每周进行150分钟中等强度的有氧运动或75分钟高强度的有氧运动，以降低患痴呆症的风险[23]。

睡眠与抑郁

几乎90%的抑郁症患者都受困于睡眠中断[24]。事实上，睡眠紊乱是精神病学诊断标准指南DSM-5中用于诊断重度抑郁症的9个症状之一[25]。睡眠障碍会增加患者罹患抑郁症的风险，这一发现进一步说明了睡眠与抑郁症之间的联系[26]。与抑郁症相关的睡眠紊乱可分为入睡困难（早期失眠），难以入睡（中度失眠）以及早醒（迟发性失眠）。抑郁发作期间出现多种类型的失眠症状是很常见的。还有些患者的经历正好相反——他们嗜睡，也就是睡得过多。不管是失眠还是嗜睡，患者总是身心俱

疲。睡眠问题带来的疲劳是抑郁症最令人无法忍受和最可能导致残疾的症状之一。

睡眠模式的改变通常预示着抑郁症复发，或者情绪高涨与继而出现的躁狂发作。所以第一次与新患者交谈时，我一定会在最开始就讨论睡眠问题。我们会讨论为什么他应该对睡眠模式的变化保持警惕，并在开始发生变化时尽早联系我。我们还会讨论如何保持良好的睡眠卫生。简单地说，就是指上床睡觉时要让自己睡个安稳觉。

下面我将介绍影响睡眠的食物和其他物质。众所周知，含咖啡因的饮料会让人难以入睡。酒精虽然容易使人困倦，但会导致睡眠中断、睡眠质量降低，使人在早上感到疲惫不堪；更糟的是，酒精还会导致宿醉[27]。许多患者也尝试用大麻二酚（CBD）来缓解伴有或不伴有抑郁症的疼痛和焦虑，但关于CBD是否有效的数据很少。

我还会与新患者初步讨论如何营造良好的睡眠环境。其中最重要的一件事就是在睡觉前至少1小时关闭电脑、平板电脑和手机屏幕。这些设备发出的是可见光谱上的蓝光，而蓝光会减少大脑中褪黑素的分泌。褪黑素是大脑产生的诱导睡眠的主要化学物质。另一个构成良好睡眠环境的重要因素是房间足够暗、安静，并且温度舒适。另外，不要让大脑把床与其他活动联系在一起，而是要训练大脑把床和睡觉联系起来。睡眠专家建议人们尽量只在睡觉和做爱时使用床。

第十章 运动、营养和睡眠的抗抑郁作用

以下是几个睡眠建议：

- 至少在睡前4小时，避免饮酒、吸烟（包括电子烟）或摄入咖啡因[28]。
- 把所有蓝光设备（包括手机、平板电脑和电脑）移出睡觉的空间。
- 你的床只能用来睡觉和做爱。
- 注意你的睡眠模式，如果睡眠模式发生变化，尽早告知医生。

我失眠了该怎么办？

如果你会在入睡前变得更加焦虑，那么我要告诉你，并不是只有你这样。很多的抑郁症和失眠症患者都不愿上床睡觉，因为他们总感觉自己又会在沮丧中辗转反侧一晚上。多年来，失眠的治疗方法已经从服用地西泮（安定）等镇静药物，发展到保持良好睡眠卫生，又到了失眠的认知行为治疗（cognitive behavioral treatment of insomnia，CBT-I）。目前，CBT-I是失眠的一线治疗方法，对抑郁症和失眠症患者非常有效[29]。你的医生可能认识当地的CBT-I治疗师；如果医生不认识，你可以在网上快速搜索一下。美国退伍军人事务部（US Department of Veterans Affairs）

还开发了一个 CBT-I 应用程序，你可以下载使用[30]。

CBT-I 由以下几个部分组成：

- **刺激控制**：将床重新营造为睡觉的地方。为了实现这一目标，你需要设定早上的起床时间，然后只有在困了或睡着的时候才待在床上。避免午睡超过 30 分钟，因为这会扰乱夜间睡眠。
- **睡眠限制**：使待在床上的时间与睡眠时间保持一致。这一步的重点是计算出晚上的睡眠时间，然后将在床上的时间限制在这个时间内。
- **减少激活性刺激**：为睡眠营造一个安静的环境。重点在于放松，为睡眠做准备，并建立一个安全的睡眠场所。
- **避免摄入一些食物和物质**：为睡眠创造合适的环境你需要避免摄入酒精、咖啡因或其他会让你在尝试入睡时提高警觉性的刺激物质。
- **调整生物钟时间**：CBT-I 会使你的生物钟匹配你上床睡觉的时间。

如果 CBT-I 不能缓解你的睡眠问题，那么有几种药物可以与 CBT-I 联合使用。但是，你必须谨慎使用这些药物，因为其中一些会被滥用或者令你产生依赖。这些药物中有相当一部分还会引起副作用，比如第二天嗜睡、梦游，以及车祸的风险增加。需要指出的是，美国睡眠医学学会（American Association of Sleep Medicine）发布的《慢性失眠药物治疗临床实践指南（2017年）》发现，能够支持这些药物疗效的数据有限[31]。有数据支持其效果的药物包括苯二氮䓬类药物［如替马西泮（temazepam）］、非苯二氮䓬类镇静催眠药［如唑吡坦（zolpidem）］、抗组胺类药物［如苯海拉明（diphenhydramine）］、抗抑郁药物［如曲唑酮（trazodone）、多塞平（doxepin）］、褪黑素和褪黑素类药物［如雷美替胺（ramelteon）］，以及最近开发的食欲素阻滞剂药物［如苏沃雷生（suvorexant）］。这份并不详尽报告显示了两个事实：第一，很多人都面临失眠的问题；第二，目前可用的药物效果不是很好。

为什么熬夜后我的抑郁症反而有所好转？

双相情感障碍患者的躁狂发作通常发生在凌晨2点至4点之间。基于这一点，一些研究人员将睡眠剥夺用作一种抗抑郁疗法。研究表明，如果一群抑郁症患者整晚或大部分时间都不睡觉，大约2/3的患者早上就不会抑郁了[32]。不幸的是，一旦这些患者重新入睡，抑郁症状就会再次出现。这似乎有些自相矛盾，但睡眠困难往往预示着抑郁症复发且在抑郁急性发作期间经常发生，而连续一个或几个晚上故意剥夺睡眠具有抗抑郁作用。

有一种常见情况是，患者在跨越多个时区的飞行中发现自己对睡眠剥夺有抗抑郁或抗躁郁反应。我治疗过一位中年妇女，她抑郁了几年之后决定去新西兰旅行。她非常期待这次旅行，在飞行途中睡不着觉。到达新西兰时，她注意到自己的心情好多了，而且在飞来的过程中一直保持着这种状态。在这期间她没有表现任何躁狂的迹象。但是回家大约6个月后，她再次感到情绪低落。我知道，她的抑郁症因为短暂的睡眠剥夺得到缓解，并且她过去尝试过很多药物但都失败了，于是我们又尝试剥夺她一晚的睡眠。她的情绪又一次好转，此后的几个月状态都很好。

我必须强调这种情况并不常见。在我们的精神科急诊室里常见的情况是，一些健康的人在经过一夜的国际飞行后变得躁狂、失调，被从机场送过来。

饮食真的那么重要吗？

我们通常认为高脂肪、高盐、高糖的典型西方饮食会增加患抑郁症的风险[33]。这种饮食通常会导致肥胖，而肥胖会增加患抑郁症的风险[34]。有人提出，西方饮食和肥胖导致炎症增加是这种饮食习惯造成抑郁症的机制之一。

虽然西方饮食可能会增加易感群体患抑郁症的风险，但研究发现传统饮食（如地中海饮食）强调食用非加工食品，特别是

第十章 运动、营养和睡眠的抗抑郁作用

鱼、蔬菜、水果和膳食纤维，能将大学生患抑郁症的风险降低30%[35]。还有一个更激动人心的发现是，对轻度抑郁的老年人进行饮食指导2年后，他们的抑郁评分显著降低[36]。

目前研究人员正在积极研究的一个问题是，这些饮食如何影响情绪。与西方饮食相关的现有数据表明，经常食用引起血糖突然升高的食物会导致肥胖，而这与炎症增加有关。

西方饮食也会改变肠道中的菌群种类，即所谓的肠道菌群。肠道菌群引起的变化可能增加肠道的渗透性，使食物颗粒从肠道渗透到血液中。身体会将这些颗粒视为外来入侵者，并引发局部炎症反应。改变后的肠道菌群还会产生一些化学物质，这些化学物质可以穿过血脑屏障进入大脑，增加大脑压力，降低调节情绪的大脑回路的韧性[37]。

肠道菌群影响大脑的另一个重要途径是迷走神经（vagus nerve）。"vagus"这个词在拉丁语中是"游荡"的意思，这个名称反映了消化系统中迷走神经发送和接收信息的区域是广阔的。更具体地说，迷走神经将信息输送到脑干，而脑干又将信息输送至情绪回路的重要组成部分——前额叶。迷走神经为肠道提供了一条直接路径来告诉大脑："我们状态不好！"这种情况长期发生就可能引发抑郁症，尤其是对那些潜在的情绪障碍易感群体而言[38]。迷走神经与大脑直接连接是使用迷走神经刺激（vagal nerve stimulation，VNS）治疗抑郁症的基础。我将在第十一章中更详细地讨论这种治疗方法。

营养品真的那么重要吗?

还记得我在本章前面介绍过的萨姆吗?你可能记得,在这个案例中,我们在拉莫三嗪中加入了鱼油。鱼油和其他营养补充剂已被打上了营养保健品的标签。你可能知道,很多营养补充剂被用于治疗抑郁症。除了鱼油,这类营养补充剂还包括最常见的益生菌、镁、锌和维生素D。关于营养保健品的数据的局限性在于,FDA从未审查和表明它们可以用于治疗情绪障碍,而且保健品是否真的有益也存在争议。还需考虑的一件事是营养补充剂对那些不缺乏营养的抑郁症患者是否有效。例如,锌的抗抑郁作用似乎对缺锌的患者最明显[39]。

在选择增加药物来改善患者情绪时,我最常用的营养补充剂是Ω-3脂肪酸,其中大多数时候用的是鱼油。不想食用动物产品的患者会尝试α-亚麻酸(alpha-linolenic acid, ALA),但几乎没有数据支持其疗效。我的临床经验是,Ω-3脂肪酸(omega-3 fatty acid)、二十碳五烯酸(eicosapentaenoic acid, EPA)和二十二碳六烯酸(docosahexaenoic acid, DHA)有更强的抗抑郁作用[40]。我通常结合使用DHA和EPA,总剂量设定在1000毫克。一些研究人员主张只使用其中一种,但有数据表明二者结合是有效的,而且疗效可能是叠加的[41]。一般来说,鱼油的耐受性很好,但有些制剂会残留腥味或"反味"。出现这种情况时,把胶囊放到冰箱里,在冷冻状态下吞服即可。有一些品牌声称它们的

第十章 运动、营养和睡眠的抗抑郁作用

Ω-3 脂肪酸产品没有鱼腥味，但这些产品价格昂贵。如果冷冻的方法不起作用，并且你实在忍受不了鱼腥味，那么也可以选择它们。

至于其他营养添加物，有报道称益生菌可以通过肠道发挥抗抑郁作用。人体肠道是数百万细菌的宿主，这些细菌有助于消化，促进身体健康。在这些有益的细菌被对消化有负面影响的有害细菌取代时，这种变化会引发炎症，并释放化学信号，增加大脑中的抑郁症。如果你有胃肠道症状，如腹胀或胀气，那么服用益生菌可能对你有帮助[42]。需要注意的是，你要确保选择的益生菌具有活性。在从被摆在货架上到穿过胃进入消化道的过程中，产品中能改善情绪的活性菌群数量会大大减少[43]。

维生素 D 补充剂也有抗抑郁作用。似乎患有抑郁症和维生素 D 缺乏症的患者从维生素 D 补充剂中受益最大。同样，镁和锌也显示了抗抑郁作用，但这些作用在本来就缺乏这些微量元素的患者身上最为明显[44]。

如果你想尝试这些营养补充剂中的任何一种，你最好先与开处方的医生讨论（特别是要确保你正在服用的所有药物都没有禁忌），并在服用时确定基线并监测血液浓度。以镁补充剂为例，服用时你需要先确定一个基线水平，并在开始服用 1—2 周后重新检查以确保没有摄入过多。

炎症会导致抑郁症吗？

虽然慢性炎症会增加患抑郁症的风险和患病后病情的严重程度，但炎症不太可能作为单独的原因导致情绪障碍[45]。许多患者的血液中没有炎症增加的迹象，但他们还是患有抑郁症或其他情绪障碍。此外，这些疾病往往发生在患者年轻的时候，而人在年轻时大脑最具韧性，最耐受短期炎症的影响。更可能的情况是心境障碍导致了炎症长期增加。随着时间推移，这会增加大脑的受损伤程度，降低情绪回路以及身体其他部分的韧性。

什么是炎症？

众所周知，我们生活在一个充满致病细菌和病毒的世界里。大多数时候，白细胞和许多其他循环的化学物质构成的免疫系统可以防止这些潜在细菌和病毒入侵，避免它们引发严重的疾病。在发生感染时，免疫系统就会被触发，炎症反应随之而来。

画面能更好地帮你理解。为了更好地了解炎症，你不妨想象一下患鼻窦感染的情境。你的鼻子发红，鼻腔肿胀。整个鼻腔都堵塞了，产生大量浑浊的黏液，同时你可能会发烧。这些症状出现实际上是因为病毒或细菌攻击了鼻窦内壁的细胞，并引起了感染。局部免疫细胞识别出外来入侵的病毒或细菌，开始攻击它们。在这个过程中,免疫细胞释放的化学物质会导致血管渗漏,使循环血液中的其他白细胞聚集到感染部位。这些白细胞会加剧攻击,直到造成感染的细菌被消灭。在这个过程中,一些酶被激活并被释放以破坏细菌的膜和其他结构。

免疫细胞释放的化学物质中有一种叫作自由基的化合物。自由基被用于许多重要的细胞功能,包括生产能量。在正常情况下,自由基的分泌受到严格控制。在炎症过程中释放的自由基会通过氧化的化学过程破坏细胞膜和蛋白质。这一过程常被一类叫作抗氧化剂的化学物质缓冲。当氧化活性的量超过抗氧化剂时,身体会处于氧化应激状态[46]。被氧化破坏的蛋白质和其他分子会被免疫系统识别为外来物,导致炎症循环往复。这一过程会直接损害大脑神经元和其他对情绪回路功能至关重要的细胞,还会破坏血管内壁,导致血管堵塞、流向心脏和大脑等重要器官的血液减少[47]。简而言之,炎症反应是保护性的,对我们在细菌丛林中的生存很重要。但是当炎症变成慢性的并开始损害健康组织时,炎症就会成为问题。

如何判断自己是否患有慢性炎症?

人们已经认识到炎症在许多疾病和早衰中起着重要作用。因此,有很多的不同的实验室测试可以用来测量炎症。不幸的是,对于测量结果的含义以及如何处理增大的数值，我们仍然处于初步认识阶段。

要想确定自己是否有炎症增加的情况，你可以从简单地测量一下腰围。测量腰围时，你应该从臀部顶部开始，将卷尺绕在自己身上，使其紧贴身体。你不应该将腹部包括进去，卷尺应该位于肚脐的高度。如果男性腰围超过40英寸（约102厘米），女性腰围超过30英寸（约76厘米），那么患2型糖尿病和心血管疾病的风险就会提高。炎症对这两类疾病有显著影响。同时，炎症也反映了肥胖导致的腹部白色脂肪增加。随着时间推移，人们发现考虑腰围与身高之比在一定程度上能够提高对身材矮小群体的炎症测量的灵敏度[48]。但是这影响不大，如果你的腰围过大，你应该尽快和医生交流。

更常被测量的炎症血液标志物包括C反应蛋白（C-reactive protein，CRP）、肿瘤坏死因子-α（tumor necrosis factor-alpha，TNF-α）和白细胞介素（interleukin）。

CRP是一种由肝脏合成的蛋白质。在炎症感染期间，CRP会和细菌或受损细胞结合，帮助免疫系统清除它们。在血液检测中，CRP的数值在许多情况下都会升高，包括患有牙龈疾病时。CRP水平长期居高不下会增加患心脏病和2型糖尿病的风险，并可能导致肌肉质量降低[49]。

TNF-α是一种具有多种功能的蛋白质。个体在患有一些自身免疫性疾病（例如牛皮癣）时，体内TNF-α的浓度会升高。

TNF-α 是在免疫反应中起关键作用的复杂蛋白质之一。如果 TNF-α 释放过多，它会对健康细胞造成损害。在慢性低度炎症中观察到的高水平 TNF-α 是由脂肪组织产生的。而 TNF-α 水平的升高与前驱糖尿病、2 型糖尿病、血管疾病增加以及痴呆有关。运动可以使 TNF-α 水平降低，同时降低过早死亡率[50]。

白细胞介素是另一类主要分子，可在多个层面上调节免疫反应。这个领域的研究十分活跃，但现有数据有时是相互矛盾的，难以解释。例如，白细胞介素 –6 被认为是促炎性物质，但在运动时肌肉会大量释放白细胞介素 –6，而运动则具有抗炎作用[51]。一些研究表明抑郁症患者体内的白细胞介素 –6 增加，而在另一些研究则表明这并没有发生[52]。在我撰写本部分时，研究人员仍在致力于解释白细胞介素水平的变化。我们迄今为止了解的与白细胞介素 –6 相关的知识还不能支持我们将其应用到临床治疗中。

如何预防慢性炎症？

多运动、改善饮食、减肥和多休息。这四种方法都能减少慢性炎症。接下来我将讨论每一种方法的起效机制，帮助你治疗抑郁症，并减少后期情绪障碍的复发。

运动如何减轻炎症？

我不知道你的情况如何，但每次剧烈运动后几小时，我在爬楼梯时都会感到浑身僵硬，因此我很难相信运动可以减少炎症。然而，如果你坚持下去，随着时间推移，每次运动都会变得更加容易。这就是单次运动与定期运动之间的区别。运动引起的炎症反应也是如此。刚开始执行运动计划时，你的肌肉会受伤，这会引发炎症反应，从而导致你的身体僵硬和疼痛。随着时间推移，你的血流量和肌肉量会增加，从而减少运动造成的损伤。此外，定期运动可以使运动过程中释放的抗炎蛋白数量增加。这些蛋白质的作用是降低损伤后炎症反应的强度。因此，定期运动不仅会使你有更多肌肉运动来应对运动负担，从而减少损伤，还会令你对肌肉损伤的炎症反应降低。但即便如此，运动还是会产生轻微的炎症。

定期运动总体上可以减少炎症，这一部分是通过提高能量生产效率和减少氧化应激来实现的。正如上面简要提到的，慢性炎症造成损伤的主要机制之一是氧化应激。细胞利用氧化过程将糖转化为一种被称为"腺苷三磷酸"（adenosine triphosphate，ATP）的化学物质。ATP为细胞提供实现大部分功能的能量。在正常情况下，氧化过程发生在线粒体这一细胞结构或者说细胞器中。随着线粒体老化，它们就容易"渗漏"，此时渗漏的自由基就会对细胞造成损害。定期运动可以使细胞产生更多的线粒体，从而提

第十章 运动、营养和睡眠的抗抑郁作用

高细胞的能量生产能力[53]。此外,新的线粒体能够更好地利用ATP生成过程中产生的电子。

运动减少炎症的另一种机制是改变腹部脂肪中免疫细胞的类型,以便更多种类的免疫细胞在炎症反应被触发时降低其反应幅度[54]。

最后,值得注意的是,运动对大脑也有直接影响,例如增加可塑性,即大脑某些区域中体积和神经元之间连接增加的能力。海马体是情绪回路的重要组成部分,是体积会随着持续运动而增加的大脑区域之一。由于我们通常认为体积增加反映了活动的增加,这表明运动可以通过增加海马体的积极活动减少抑郁。运动还能增加内啡肽的释放,而内啡肽是作用于大脑中阿片系统的神经递质。某些类型的阿片类药物已被证实具有直接的抗抑郁作用,有数据表明,内啡肽对人的社会功能很重要,而抑郁症会使患者的社会功能减弱[55]。运动也导致谷氨酸的产生和释放减少。基于氯胺酮的抗抑郁作用,过量谷氨酸释放和神经传递也被认为在导致抑郁症方面起着核心作用。

饮食变化如何减轻炎症?

正如上文讨论的,西方饮食强调高碳水化合物、高热量的食物和零食。这不仅会使人的腰围增加,还会改变其腹部脂肪的类

型。人体里至少有两种脂肪,即白色脂肪和棕色脂肪。白色脂肪是促炎的,而棕色脂肪是抗炎的。营养丰富、精制糖含量低的天然食品往往不会导致肥胖,而且会使身体中抗炎的棕色脂肪占主导地位[56]。从长远来看,这类饮食还能促进肠道中更健康细菌的生长,减少肠道内产生炎症蛋白。

睡眠能减轻炎症吗?

如果你晚上睡不好觉,那么改善睡眠习惯很可能有助于减少炎症反应。有些人适应力很强,即使不锻炼、超重且睡眠困难,也不会遭受炎症的负面影响。但数据表明,他们很有可能最终会遭受过度和慢性炎症的困扰。睡眠问题不仅会增加肥胖和过早死亡的风险[57],还会使抑郁症患者和非抑郁症群体血液中的炎性蛋白水平升高[58]。

除了睡眠不佳对炎症的影响,研究人员还在探索睡眠问题对健康不利的其他解释,以更好地解释为什么失眠的负面影响如此之大。不管炎症是否为影响情绪和睡眠困难的主要原因,研究都显示失眠治疗与抑郁症状的减少有关,与自杀意念的减少相关性最显著[59]。

第十章 运动、营养和睡眠的抗抑郁作用

参考文献

[1] Sarah Fader, "The 5 Stages of Change and What They Mean to You", Betterhelp, March 31, 2022, https://www.betterhelp.com/advice/behavior/the-5-stages-of-change-and-what-they-mean-to-you/.

[2] Rachel R. Kleis, Matt C. Hoch, Rachel Hogg-Graham, and Johanna M. Hoch, "The Effectiveness of the Transtheoretical Model to Improve Physical Activity in Healthy Adults: A Systematic Review", *Journal of Physical Activity and Health* 18, no. 1 (2021): 94–108, doi:10.1123/jpah.2020-0334; James O. Prochaska and Wayne F. Velicer, "The Transtheoretical Model of Health Behavior Change", *American Journal of Health Promotion* 12, no. 1 (1997): 38–48, doi:10.4278/0890-1171-12.1.38.

[3] Emily M. Paolucci, Dessi Loukov, Dawn M. E. Bowdish, and Jennifer J. Heisz, "Exercise Reduces Depression and Inflammation but Intensity Matters", *Biological Psychology* 133 (2018): 79–84, doi:10.1016/j.biopsycho.2018.01.015; Benjamin Gardner, Phillippa Lally, and Jane Wardle, "Making Health Habitual: The Psychology of 'Habit-Formation' and General Practice", *British Journal of General Practice* 62, no. 605 (2012): 664–66, doi:10.3399/bjgp12x659466.

[4] Kleis et al., "Effectiveness of the Transtheoretical Model to Improve Physical Activity in Healthy Adults", 94–108.

[5] Gardner, Lally, and Wardle, "Making Health Habitual", 664–66; Fader, "5 Stages of Change"; Brooklin White, "How to Create a Lasting Behavior Change", Amos Institute, accessed July 16, 2022, https://amosinstitute.com/blog/how-to-create-a-lasting-behavior-change/.

[6] James Clear, *Atomic Habits* (New York: Penguin Random House, 2018).

[7] Julie Jargon, "How to Find and Keep Friends: A Guide for Middle Age", *Wall Street Journal*, January 29, 2022, https://www.wsj.com/articles/being-a-parent-is-lonelyheres-how-to-find-and-keep-friends-in-2022-11643465968.

[8] Charles P. Ransfod, "A Role for Amines in the Antidepressant Effect of Exercise: A Review", *Medicine & Science in Sports & Exercise* 14, no. 1 (1982): 1, doi:10.1249/00005768-198201000-00001.

[9] T. Carter, I. Morres, J. Repper, and P. Callaghan, "Exercise for Adolescents with Depression: Valued Aspects and Perceived Change", *Journal of Psychiatric and Mental Health Nursing* 23, no. 1 (2016): 37–44, doi:10.1111/jpm.12261; Brett R. Gordon, Cillian P. McDowell, Mats Hallgren, Jacob D. Meyer, Mark Lyons, and Matthew P. Herring, "Association of Efficacy of Resistance Exercise Training with Depressive Symptoms: Meta-Analysis and Meta-Regression Analysis of Randomized Clinical Trials", *JAMA Psychiatry* 75, no. 6 (2018): 566, doi:10.1001/jamapsychiatry.2018.0572; Andrea L. Dunn, Madhukar H. Trivedi, James B. Kampert, Camillia G. Clark, and Heather O. Chambliss, "Exercise Treatment for Depression Efficacy and Dose Response", *American Journal of Preventive Medicine* 28, no. 1 (2005): 1–8, doi:10.1016/j.amepre.2004.09.003; Noora Sjösten and Sirkka-Liisa Kivelä, "The Effects of Physical Exercise on Depressive Symptoms among the Aged: A Systematic Review", *International Journal of Geriatric Psychiatry* 21, no. 5 (2006): 410–18, doi:10.1002/gps.1494.

[10] James A. Blumenthal, Michael A. Babyak, P. Murali Doraiswamy, Lana Watkins, Benson M. Hoffman, Krista A. Barbour, Steve Herman, et al., "Exercise and Pharmacotherapy in the Treatment of Major Depressive Disorder", *Psychosomatic Medicine* 69, no. 7 (2007): 587–96, doi:10.1097/psy.0b013e318148c19a.

[11] James A. Blumenthal, Michael A. Babyak, Kathleen A. Moore, W. Edward Craighead, Steve Herman, Parinda Khatri, Robert Waugh, et al., "Effects of Exercise Training on Older Patients with Major Depression", *Archives of Internal Medicine* 159, no. 19 (1999): 2349–56, doi:10.1001/archinte.159.19.2349.

[12] Jesús López-Torres Hidalgo, Joseba Rabanales Sotos, and DEP-EXERCISE Group, "Effectiveness of Physical Exercise in Older Adults with Mild to Moderate Depression", *Annals of Family Medicine* 19, no. 4 (2021): 302–9, doi:10.1370/ afm.2670.

[13] Belvederi M. Murri, M. Amore, M. Menchetti, G. Toni, F. Neviani, M. Cerri, L. Rocchi, et al., "Physical Exercise for Late-Life Major Depression", *British Journal of Psychiatry* 207, no. 3 (2015): 235–42, doi:10.1192/bjp.bp.114.150516.

[14] Wendy Bumgardner, "Getting Exercise with Nordic Walking", VeryWell, December 28, 2020, https://www.verywellfit.com/nordic-walking-3432907.

[15] Brett R. Gordon, Cillian P. McDowell, Mats Hallgren, Jacob D. Meyer, Mark

Lyons, and Matthew P. Herring, "Association of Efficacy of Resistance Exercise Training with Depressive Symptoms: Meta-Analysis and Meta-Regression Analysis of Randomized Clinical Trials", *JAMA Psychiatry* 75, no. 6 (2018): 566, doi:10.1001/jamapsychiatry.2018.0572.

[16] Matthew P. Herring, Marni L. Jacob, Cynthia Suveg, Rodney K. Dishman, and Patrick J. O'Connor, "Feasibility of Exercise Training for the Short- Term Treatment of Generalized Anxiety Disorder: A Randomized Controlled Trial", *Psychotherapy and Psychosomatics* 81, no. 1 (2011): 21–28, doi:10.1159/000327898; Cindy K. Barha, Liisa A. Galea, Lindsay S. Nagamatsu, Kirk I. Erickson, and Teresa Liu-Ambrose, "Personalising Exercise Recommendations for Brain Health: Considerations and Future Directions", *British Journal of Sports Medicine* 51, no. 8 (2017): 636, doi:10.1136/ bjsports- 2016-096710.

[17] Felipe B. Schuch, Davy Vancampfort, Justin Richards, Simon Rosenbaum, Philip B. Ward, and Brendon Stubbs, "Exercise as a Treatment for Depression: A Meta-Analysis Adjusting for Publication Bias", *Journal of Psychiatric Research* 77 (2016): 42–51, doi:10.1016/j.jpsychires.2016.02.023.

[18] Kassia S. Weston, Ulrik Wisløff, and Jeff S. Coombes, "High-Intensity Interval Training in Patients with Lifestyle-Induced Cardiometabolic Disease: A Systematic Review and Meta-Analysis", *British Journal of Sports Medicine* 48, no. 16 (2014): 1227, doi:10.1136/ bjsports-2013-092576.

[19] Nicole Korman, Michael Armour, Justin Chapman, Simon Rosenbaum, Steve Kisely, Shuichi Suetani, Joseph Firth, and Dan Siskind, "High Intensity Interval Training (HIIT) for People with Severe Mental Illness: A Systematic Review & Meta-Analysis of Intervention Studies-Considering Diverse Approaches for Mental and Physical Recovery", *Psychiatry Research* 284 (2019): 112601, doi:10.1016/j.psychres.2019.112601.

[20] Harvard Health Publishing, "Fitness Trend: Nordic Walking", Harvard Medical School, November 1, 2019, https://www.health.harvard.edu/staying-healthy/fitness-trend-nordic-walking.

[21] Frank Kruisdijk, Marijke Hopman-Rock, Aartjan T. F. Beekman, and Ingrid Hendriksen, "EFFORT-D: Results of a Randomised Controlled Trial Testing the Effect of Running Therapy on Depression", *BMC Psychiatry* 19, no. 1 (2019):

170, doi:10.1186/s12888-019-2156-x; Bumgardner, "Getting Exercise with Nordic Walking."

[22] Dunn et al., "Exercise Treatment for Depression Efficacy and Dose Response", 1–8.

[23] World Health Organization, "Physical Activity", November 26, 2020, https://www.who.int/news-room/fact-sheets/detail/physical-activity.

[24] Peter L. Franzen and Daniel J. Buysse, "Sleep Disturbances and Depression: Risk Relationships for Subsequent Depression and Therapeutic Implications", *Dialogues in Clinical Neuroscience* 10, no. 4 (2008): 473–81, doi:10.31887/dcns.2008.10.4/plfranzen.

[25] American Psychiatric Association, *Diagnostic and Statistical Manual of Mental Disorders*, 5th ed.

[26] Dieter Riemann, Lukas B. Krone, Katharina Wulff, and Christoph Nissen, "Sleep, Insomnia, and Depression", *Neuropsychopharmacology* 45, no. 1 (2020): 74–89, doi:10.1038/s41386-019-0411-y.

[27] Ian M. Colrain, Christian L. Nicholas, and Fiona C. Baker, "Alcohol and the Sleeping Brain", *Handbook of Clinical Neurology* 125 (2014): 415–31, doi:10.1016/b978-0-444-62619-6.00024-0.

[28] Christine E. Spadola, Na Guo, Dayna A. Johnson, Tamar Sofer, Suzanne M. Bertisch, Chandra L. Jackson, Michael Rueschman, Murray A. Mittleman, James G. Wilson, and Susan Redline, "Evening Intake of Alcohol, Caffeine, and Nicotine: Night-to-Night Associations with Sleep Duration and Continuity among African Americans in the Jackson Heart Sleep Study", *Sleep* 42, no. 11 (2019), doi:10.1093/sleep/zsz136.

[29] Jasmyn E. A. Cunningham and Colin M. Shapiro, "Cognitive Behavioural Therapy for Insomnia (CBT-I) to Treat Depression: A Systematic Review", *Journal of Psychosomatic Research* 106 (2018): 1–12, doi:10.1016/j.jpsychores.2017.12.012.

[30] US Department of Veterans Affairs, "Veterans CBT-iCoach", VAmobile, accessed July 16, 2022, https://mobile.va.gov/app/cbt-i-coach.

[31] Michael J. Sateia, Daniel J. Buysse, Andrew D. Krystal, David N. Neubauer, and Jonathan L. Heald, "Clinical Practice Guideline for the Pharmacologic Treatment

of Chronic Insomnia in Adults: An American Academy of Sleep Medicine Clinical Practice Guideline", *Journal of Clinical Sleep Medicine* 13, no. 2 (2017): 307–49, doi:10.5664/jcsm.6470.

[32] Michael Ioannou, Constanze Wartenberg, Josephine T. V. Greenbrook, Tomas Larson, Kajsa Magnusson, Linnea Schmitz, Petteri Sjögren, Ida Stadig, Zoltán Szabó, and Steinn Steingrimsson, "Sleep Deprivation as Treatment for Depression: Systematic Review and Meta-Analysis", *Acta Psychiatrica Scandinavica* 143, no. 1 (2021): 22–35, doi:10.1111/acps.13253.

[33] Agnès Le Port, Alice Gueguen, Emmanuelle Kesse-Guyot, Maria Melchior, Cédric Lemogne, Hermann Nabi, Marcel Goldberg, Marie Zins, and Sébastien Czernichow, "Association between Dietary Patterns and Depressive Symptoms over Time: A 10-Year Follow-Up Study of the GAZEL Cohort", *PLoS ONE* 7, no. 12 (2012): e51593, doi:10.1371/journal.pone.0051593.

[34] Robert E. Roberts, George A. Kaplan, Sarah J. Shema, and William J. Strawbridge, "Are the Obese at Greater Risk for Depression?" *American Journal of Epidemiology* 152, no. 2 (2000): 163–70, doi:10.1093/aje/152.2.163.

[35] R. S. Opie, C. Itsiopoulos, N. Parletta, A. Sanchez-Villegas, T. N. Akbaraly, A. Ruusunen, and F. N. Jacka, "Dietary Recommendations for the Prevention of Depression", *Nutritional Neuroscience* 20, no. 3 (2016): 1–11, doi:10.1179/1476830515y.0000000043; Laura R. LaChance and Drew Ramsey, "Antidepressant Foods: An Evidence-Based Nutrient Profiling System for Depression", *World Journal of Psychiatry* 8, no. 3 (2018): 97–104, doi:10.5498/wjp.v8.i3.97.

[36] LaChance and Ramsey, "Antidepressant Foods"; Sarah T. Stahl, Steven M. Albert, Mary Amanda Dew, Michael H. Lockovich, and Charles F. Reynolds, "Coaching in Healthy Dietary Practices in At-Risk Older Adults: A Case of Indicated Depression Prevention", *American Journal of Psychiatry* 171, no. 5 (2014): 499–505, doi:10.1176/appi.ajp.2013.13101373.

[37] Agata Chudzik, Anna Orzyłowska, Radosław Rola, and Greg J. Stanisz, "Probiotics, Prebiotics and Postbiotics on Mitigation of Depression Symptoms: Modulation of the Brain–Gut–Microbiome Axis", *Biomolecules* 11, no. 7 (2021): 1000, doi:10.3390/biom11071000.

[38] Bruno Bonaz, Thomas Bazin, and Sonia Pellissier, "The Vagus Nerve at the

Interface of the Microbiota-Gut-Brain Axis", *Frontiers in Neuroscience* 12 (2018): 49, doi:10.3389/fnins.2018.00049; Jolana Wagner-Skacel, Nina Dalkner, Sabrina Moerkl, Kathrin Kreuzer, Aitak Farzi, Sonja Lackner, Annamaria Painold, Eva Z. Reininghaus, Mary I. Butler, and Susanne Bengesser, "Sleep and Microbiome in Psychiatric Diseases", *Nutrients* 12, no. 8 (2020): 2198, doi:10.3390/nu120 82198.

[39] Richard T. Liu, Rachel F. L. Walsh, and Ana E. Sheehan, "Prebiotics and Probiotics for Depression and Anxiety: A Systematic Review and Meta-Analysis of Controlled Clinical Trials", *Neuroscience & Biobehavioral Reviews* 102 (2019): 13–23, doi:10.1016/j.neubiorev.2019.03.023.

[40] Fereidoon Shahidi and Priyatharini Ambigaipalan, "Omega-3 Polyunsaturated Fatty Acids and Their Health Benefits", *Annual Review of Food Science and Technology* 9, no. 1 (2017): 1–37, doi:10.1146/annurev-food-111317-095850; Mansoor D. Burhani and Mark M. Rasenick, "Fish Oil and Depression: The Skinny on Fats", *Journal of Integrative Neuroscience* 16, no. s1 (2017): S115–S124, doi:10.3233/jin-170072.

[41] Burhani and Rasenick, "Fish Oil and Depression", S115–S124.

[42] Liu, Walsh, and Sheehan, "Prebiotics and Probiotics for Depression and Anxiety", 13–23.

[43] Elizaveta A. Trush, Elena A. Poluektova, Allan G. Beniashvilli, Oleg S. Shifrin, Yuri M. Poluektov, and Vladimir T. Ivashkin, "The Evolution of Human Probiotics: Challenges and Prospects", *Probiotics and Antimicrobial Proteins* 12, no. 4 (2020): 1291–99, doi:10.1007/s12602-019-09628-4.

[44] Gordon B. Parker, Heather Brotchie, and Rebecca K. Graham, "Vitamin D and Depression", *Journal of Affective Disorders* 208 (2017): 56–61, doi:10.1016/j.jad.2016.08.082.

[45] Vyara Valkanova, Klaus P. Ebmeier, and Charlotte L. Allan, "CRP, IL-6 and Depression: A Systematic Review and Meta-Analysis of Longitudinal Studies", *Journal of Affective Disorders* 150, no. 3 (2013): 736–44, doi:10.1016/ j.jad. 2013.06.004; Piotr Gałecki and Monika Talarowska, "Inflammatory Theory of Depression", *Psychiatria Polska* 52, no. 3 (2018): 437–47, doi:10.12740/ pp/76863.

[46] Tarique Hussain, Bie Tan, Yulong Yin, Francois Blachier, Myrlene C. B. Tossou,

第十章 运动、营养和睡眠的抗抑郁作用

and Najma Rahu, "Oxidative Stress and Inflammation: What Polyphenols Can Do for Us?" *Oxidative Medicine and Cellular Longevity*, (2016): 7432797, doi:10.1155/2016/7432797.

[47] Paolo Raggi, Jacques Genest, Jon T. Giles, Katey J. Rayner, Girish Dwivedi, Robert S. Beanlands, and Milan Gupta, "Role of Inflammation in the Pathogenesis of Atherosclerosis and Therapeutic Interventions", *Atherosclerosis* 276 (2018): 98–108, doi:10.1016/j.atherosclerosis.2018.07.014.

[48] Robert Ross, Ian J. Neeland, Shizuya Yamashita, Iris Shai, Jaap Seidell, Paolo Magni, Raul D. Santos, et al., "Waist Circumference as a Vital Sign in Clinical Practice: A Consensus Statement from the IAS and ICCR Working Group on Visceral Obesity", *Nature Reviews Endocrinology* 16, no. 3 (2020): 177–89, doi: 10.1038/s41574-019-0310-7.

[49] Camilla S. L. Tuttle, Lachlan A. N. Thang, and Andrea B. Maier, "Markers of Inflammation and Their Association with Muscle Strength and Mass: A Systematic Review and Meta-Analysis", *Ageing Research Reviews* 64 (2020): 101185, doi:10.1016/j.arr.2020.101185.

[50] Anne Marie W. Petersen and Bente Klarlund Pedersen, "The Anti-Inflammatory Effect of Exercise", *Journal of Applied Physiology* 98, no. 4 (2005): 1154–62, doi:10.1152/japplphysiol.00164.2004.

[51] Petersen and Pedersen, "Anti-Inflammatory Effect of Exercise", 1154–62.

[52] Emily Yi-Chih Ting, Albert C. Yang, and Shih-Jen Tsai, "Role of Interleukin-6 in Depressive Disorder", *International Journal of Molecular Sciences* 21, no. 6 (2020): 2194, doi:10.3390/ijms21062194.

[53] Frederic Derbré, Mari Carmen Gomez-Cabrera, Ana Lucia Nascimento, Fabian Sanchis-Gomar, Vladimir Essau Martinez-Bello, Jesus A. F. Tresguerres, Teresa Fuentes, Arlette Gratas-Delamarche, Maria Monsalve, and Jose Viña, "Age Associated Low Mitochondrial Biogenesis May Be Explained by Lack of Response of PGC-1 to Exercise Training", *AGE* 34, no. 3 (2012): 669–79, doi: 10.1007/s11357-011-9264-y.

[54] Nada Sallam and Ismail Laher, "Exercise Modulates Oxidative Stress and Inflammation in Aging and Cardiovascular Diseases", *Oxidative Medicine and Cellular Longevity* (2016): 7239639, doi:10.1155/2016/7239639.

[55] Pierre-Eric Lutz, Philippe Courtet, and Raffaella Calati, "The Opioid System and the Social Brain: Implications for Depression and Suicide", *Journal of Neuroscience Research* 98, no. 4 (2020): 588–600, doi:10.1002/jnr.24269.

[56] Nevena Jeremic, Pankaj Chaturvedi, and Suresh C. Tyagi, "Browning of White Fat: Novel Insight into Factors, Mechanisms, and Therapeutics", *Journal of Cellular Physiology* 232, no. 1 (2017): 61–68, doi:10.1002/jcp.25450.

[57] Sogol Javaheri and Susan Redline, "Insomnia and Risk of Cardiovascular Disease", *Chest* 152, no. 2 (2017): 435–44, doi:10.1016/j.chest.2017.01.026.

[58] Michael R. Irwin, Richard Olmstead, and Judith E. Carroll, "Sleep Disturbance, Sleep Duration, and Inflammation: A Systematic Review and Meta-Analysis of Cohort Studies and Experimental Sleep Deprivation", *Biological Psychiatry* 80, no. 1 (2016): 40–52, doi:10.1016/j.biopsych.2015.05.014.

[59] Franzen and Buysse, "Sleep Disturbances and Depression", 473–81.

第十一章
潜在治疗方法

本章关键点

- 在给予心理支持的同时配合使用裸盖菇素,有可能缓解晚期癌症患者常见的重度焦虑和抑郁情绪。
- 初步数据表明裸盖菇素具有作为难治性抑郁症抗抑郁药的潜力。
- MDMA 联合心理治疗在 PTSD 治疗中显示了显著的积极疗效。
- MDMA 不可与 SSRI 或 SNRI 抗抑郁药联合使用,这是为了避免可能致命的血清素综合征。

- 迄今为止，我们认为在受控环境下使用有限剂量的致幻剂导致成瘾的可能性很低。
- 如果你的抑郁症已经对治疗产生了抗药性，请记住，研究已经发现致幻剂对抑郁症有效，你还有其他希望。
- 脑深部电刺激（DBS）已被证明对治疗某些脑部疾病（如帕金森病）有效，但对于抑郁症，它难以重现小型试验中显示的抗抑郁效果。
- 迷走神经刺激（VNS）已被FDA批准用于治疗抑郁症。为了更好地确定如何为患者量身定制治疗方案并优化治疗效果，临床试验正在进行。

在提到麦角酰二乙胺（Lysergic acid diethylamide，LSD）、赛洛西宾（psilocybin，又称裸盖菇素）或其他菌类可以用作难治性抑郁症的潜在治疗方法时，你会得到一系列不同的反应。有些人因为听说一些硅谷人士会使用这些药物来提高创造力、减少焦虑，所以会认真倾听并积极提出问题。而那些从小就认为吸毒有害健康或者有家人吸毒成瘾的人则会很快表达他们的疑虑。但大多数人的反应介于二者之间。现有的数据表明这两种态度都没错。迷幻药和其他致幻剂（你很快就会了解其中的一些）是非常有效的药物，似乎有很强的抗抑郁和抗焦虑作用[1]。然而，对于弱势群体，比如自身或家族成员有严重精神疾病（如精神分裂症）或成瘾史的患者，这些药物危险性很高。个体即使没有这些

第十一章 潜在治疗方法

疾病的,如果在错误的环境中使用致幻剂并且没有适当的支持,也会面临危险[2]。

你可能会问,如果致幻剂具有潜在危险,为什么还要继续开发它们来治疗抑郁症和焦虑症呢?毕竟,这些药物在1967年就被"联合国药物公约"和FDA重新归类为附表I类药物(可能是控制最严格的一类),被有效禁止了。重新分类结束了它们被临床使用,但此决定并不以临床使用或研究中观察到的副作用为基础[3]。这些药物被禁用是因为它们已经"逃离"了诊所和实验室,很多人们在没有医疗卫生专业人员指导的情况下使用这些化合物。

为什么迷幻药是非法的?

迈克尔·波伦(Michael Pollan)在他的《如何改变你的想法:关于意识、死亡、上瘾、抑郁和超越的迷幻新科学》(*Change Your Mind: What the New Science of Psychedelics Teaches Us About Consciousness, Dying, Addiction, Depression, and Transcendence*)一书中指出,迷幻药被禁止是因为其助长了一种反主流文化,在这种文化熏陶下人们越来越不愿意去打那场不人道的越南战争。完整的故事比书中描述的更加复杂和丰富多彩[4]。

在20世纪50年代,美国中央情报局(The Central Intelli-

· 249 ·

gence Agency，CIA）开始给毫无戒心的人提供 LSD；1964 年，他们在发现 LSD 风险过高之后停止了实验。20 世纪 60 年代，哈佛大学（Harvard University）的蒂莫西·利里（Timothy Leary）和理查德·阿尔珀特（Richard Alpert）"发现"了致幻剂，并开始试验 LSD。不久之后，他们和其他人开始"宣传"这些化合物，导致其娱乐使用显著增加，特别是在反越南战争运动中。之后，人们长时间在没有适当保护的情况下使用这些化合物[5]。

随着 LSD 使用的增加，LSD 诱发精神疾病、精神病诱发暴力以及 LSD 诱发的妄想导致意外死亡的报道出现了。有人在 LSD 或其他迷幻药作用下跳楼的消息并不少见。负面新闻频发，再加上阿片类药物和兴奋剂等其他药物滥用的情况日益严峻，社会和医疗机构对迷幻药的看法因此发生了变化。有些人曾经认为迷幻药能够带来深刻的镇静效果和改变人生的神奇体验，但到了这时候，连他们也开始将其视为危险的毒品。这导致 LSD 在 1967 年被重新分类，所以到了 1968 年，持有迷幻药在美国变为非法行为。

为什么现在还在研究迷幻药和致幻剂？

人们尽管对迷幻药和致幻剂持有负面印象，但对其治疗潜力仍然感兴趣，因为它们也有积极作用，特别是癌症晚期患者报告的极度的镇静感和神秘的体验。最近氯胺酮在治疗抑郁症方面的成功，也促使人们对使用致幻剂治疗其他类型精神疾病的兴趣重燃。抑郁、焦虑和创伤在世界范围内都是致人残疾的主要原因。这些疾病造成的巨大痛苦足以证明积极寻求更好的治疗方法是合理的[6]。

除了患者的治疗需求，还有其他三个大趋势促进了人们对开发致幻剂的临床应用的兴趣。第一个趋势是，我们认识到，SSRIs引入以来，研究人员在开发新的抗抑郁药物方面没有取得太大进展。这种情况在2010年达到极端，当时一家大型制药公司宣布完全停止对抗抑郁药物的研究[7]。第二个趋势是，火人节（Burning Man）等强调扩展意识的活动逐渐流行。还有个别的报道称，在硅谷工作的人服用微量的LSD来增强认知能力和创造力。这些事件使有能力资助致幻剂治疗潜力研究的人关注到致幻剂。第三个趋势是，最近氯胺酮的抗抑郁特性被发现极大地促进了人们对这一研究方向的接受程度。

尽管氯胺酮具有特殊的躯体安全性，但直到最近它的临床应用才逐渐减少。许多人认为，氯胺酮会导致一种解离性兴奋（自己和自己的感官分离的感觉），并且经常被滥用。研究发现，氯胺酮对重度抑郁症有显著的疗效，而且其滥用的风险可以被控制——这支持了其他致幻剂也适用于治疗重度抑郁症的观点。这些化合物在宗教和医学领域的长期安全使用史进一步支持了这一点。在西班牙人"发现"美洲之前，墨西哥和中美洲的土著居民已经在宗教仪式上使用过天然产生的致幻剂，比如在某些无毒蘑菇中发现的裸盖菇素[8]。从仙人掌中提取的佩奥特碱（peyote，即仙人毒素），含有麦司卡林（mescaline），至今仍被用于美洲土著部落的宗教仪式。

在1967年对致幻剂重新分类前，LSD被广泛研究讨论。早期研究报告它具有积极的临床效果，不仅对抑郁症有疗效，而且对治疗晚期疾病、创伤后应激障碍、强迫症、酒精依赖和尼古丁依赖患者的痛苦和反应性抑郁也有积极疗效。然而，这些研究大多不是在如今这样要求严格的统计设计下完成的，所以从其结果中得出的结论还是有限的。尽管如此，这些研究确实收集了近4万名被试的数据，也证明了这些药物在有丰富经验的临床医生中使用是安全的[9]。

在撰写本部分时，美国国家医学图书馆（ClinicalTrials.gov）网站上有超过200个关于迷幻药和致幻剂的临床试验。我们还没有获得FDA使用致幻剂的批准，但我先介绍一下致幻剂是什么以及它们将来如何在治疗抑郁症方面发挥作用。

致幻剂有不同的类型吗？

致幻剂分为三类：解离性麻醉药、迷幻药和"放心药"[10]（表11.1列出了每个类别的一些常见药物）。解离性麻醉药，例如氯胺酮和艾司氯胺酮，我们之前讨论过，它们现在是公认的抗抑郁药物。一般认为它们通过阻断谷氨酸受体的 NMDA 亚型的活动起作用。它们尽管也可以让人产生幻觉，但主要是让人产生身心脱节或分离的感觉。迷幻药，例如裸盖菇素和 LSD，主要是通过增强血清素 2A 型受体的作用，使人产生典型的视觉、听觉和触觉幻觉[11]。但是，只有在迷幻药的影响下产生的神秘体验才有可能治疗焦虑和抑郁。经历过神秘体验的患者通常把它们描述为"变革性的"，并赋予其一种具有深刻个人意义的联系感。"放心药"，例如 MDMA 或者说摇头丸，会诱发一种增加同理心和社会联系的状态。在作用机制上，"放心药"作用于几个大脑系统。它们会阻断血清素、去甲肾上腺素和多巴胺再摄取转运体，从而增加这些化学物质在脑内的浓度。还会使催产素、抗利尿激素和皮质醇的分泌增加[12]。如你所知，血清素、去甲肾上腺素和多巴胺是促进情绪改善的神经递质。催产素是一种身体在感受到亲密的时刻释放的激素，比如拥抱或性高潮时（简而言之，会增加人心理亲密感的经历）。虽然多数人认为皮质醇是一种压力激素，但其实它也能产生幸福感甚至欣快感。"放心药"提高了人们身上产生的联系感。如果将它们添加到心理治疗中，特别是创伤后应激障碍治疗中，它们似乎也会产生积极的影响。

表 11.1　常见致幻剂及其俗称

迷幻剂	解离性麻醉药	"放心药"
裸盖菇素（神奇蘑菇）	苯环己哌啶（PCP）	亚甲基二氧乙基安非他明（MDMA，摇头丸）
d-麦角酸二乙胺（LSD）	氯胺酮（K粉）	甲氧麻黄酮（喵喵）
佩奥特碱（仙人毒素）	右美沙芬（DXM）	甲基酮
墨斯卡灵		
N，N-二甲基色胺（DMT）		
死藤水		

使用致幻剂的风险是什么？

在听到用迷幻药物治疗精神疾病的说法时，患者常会感到困惑。他们觉得这些药物不仅会上瘾，而且可能毁掉生命。虽然有部分数据表明这类药物会让人产生习惯和耐受，但它们并不具有与酒精、可卡因或者阿片类药物相同的成瘾潜力。有趣的是，人们认为，匿名戒酒会的联合创始人比尔·威尔逊（Bill Wilson）就是靠LSD保持清醒的[13]。此外，在迷幻药被禁止之前，有6项临床试验用LSD治疗酒精中毒。最近对这些数据的重新分析证实LSD确实能有效治疗酒精成瘾[14]。近期有关裸盖菇素的研究也显示，它对治疗酗酒和吸烟有显著效果[15]。

有时患者对迷幻药物感到恐惧是因为知道这些药物会导致慢

第十一章　潜在治疗方法

性精神疾病，让人出现幻觉和其他类似急性精神病的知觉障碍。一般而言，在药物从体内清除时，这些症状就会消失。不幸的是，有些人仅仅为了娱乐使用致幻剂，进而患上慢性精神障碍。不过，从来没用过致幻剂的人也可能患这些疾病。而且，把致幻剂用于娱乐的人通常是十几岁或20岁出头，而这个年龄段正是慢性精神疾病（如精神分裂症和分裂情感性障碍）主要易感时期。那些患上慢性精神病的患者无论是否使用致幻剂都会患上这类疾病。问题是，除了那些以前有过慢性精神疾病发作或有家族史的患者，我们没法事先知道谁是易感人群。这就强调了不能擅自使用致幻剂的重要性。如果想知道致幻剂是否能治疗你的抑郁症或创伤后应激障碍，那就找一个有过评估、管理这类药物经验的医生。目前来说，这一般意味着你要报名参加临床研究。

什么是一次"糟糕的旅行"？

使用任何会诱发幻觉的药物都有可能使人产生强烈的不愉快感，让他们体验一次"糟糕的旅行"。急诊室里肯定有很多患者经历过这种情况。第一个合成LSD的化学家阿尔伯特·霍夫曼博士（Dr. Albert Hoffman）描述了他首次使用LSD时的糟糕经历。他是这样描述的："熟悉的物品和家具都呈现出一种怪诞的、具有威胁性的形态。它们不停地动来动去，仿佛被内心的不安驱使

· 255 ·

着……我被一个恶魔入侵了,它占据了我的身体、我的思想、我的灵魂。我尖叫着跳起来,试图摆脱这个恶魔,但是我只能深陷无助的境地,瘫软在沙发上……我的自我被悬浮在这个空间里的某个地方,我看到我的尸体躺在沙发上。"[16]

现代临床试验采用的许多措施可以保障致幻剂不给被试带来任何不愉快的影响。具体地说,人们已经意识到了环境的重要性。现在,研究人员用配有沙发的舒适房间代替以前的无菌诊室,并安排一男一女两位指导者与患者坐在一起,时刻注意患者的心态。他们为患者做足了准备,在必要时使用镇静药物,并在事后协助患者处理用药经历。显然,被试的体验与普通娱乐使用者的体验截然不同,这强调了使用这些强效药物有必要在医疗监督下进行[17]。

关于致幻剂有效性的研究结果如何?

我在本书中提到的研究结果表明,致幻剂对治疗抑郁、焦虑、生活变迁导致的心理痛苦以及酒精依赖等都非常有效。这些药物的独特之处在于它们不仅可以减轻疾病症状,而且能给没有精神症状的健康个体带来一种积极有益的神秘体验。迄今为止,已报告结果的现代研究大多是小型的,旨在为需要FDA批准的大型试验奠定基础。下面的概述虽然并不详尽,但可以帮助你了解研究人员正在进行的研究类型和内容。

迷幻药

众所周知，绝症诊断会损害患者的生活质量，给他带来巨大的痛苦。早期关于 LSD 和裸盖菇素的研究一致发现，使用者经常会描述一种强烈的、愉悦的，并带来持久平静感的神秘复杂体验。当研究人员获得批准去研究迷幻药的治疗潜力时，他们决定先从绝症患者开始。

约翰霍普金斯湾景医疗中心（Johns Hopkins Bayview Medical Center）的罗兰·格里菲斯博士（Dr. Roland Griffiths）及其同事研究了极低剂量和高剂量的裸盖菇素对 51 名癌症患者的影响，这些患者的癌症已经危及生命，并且他们被诊断患有焦虑和/或抑郁症。这项研究采用了交叉设计，每名被试都被注射了两种剂量的药物，但先注射哪一种剂量是随机的。超过 80% 的被试报告说，在接受高剂量的裸盖菇素治疗后，他们的幸福感和生活满意度得到了最大的提高。此外，患者情绪的长期改善与由裸盖菇素导致的神秘体验有关[18]。

另一个让患者与之抗争的主要心理健康问题是抑郁症。新冠疫情让抑郁流行的情况变得更加严峻。在 LSD 和其他迷幻药被禁用之前，其抗抑郁作用已经被清楚地描述过了。过往研究存在的一个问题是他们的研究设计存在缺陷——所有人都知道哪些被试服用了LSD。而评估一种新药最严格的研究设计是双盲安慰剂对照设计。在这种设计中，被试和评估药物效果的研究人员都不知道被试接受了何种治疗。迷幻药的双盲安慰剂对照实验的难点在于将什么用作安慰剂，好让被试不知道自己使用的是迷幻药还是安慰剂[19]。这是因为，一旦被试出现幻觉，主试和被试就都知道了他用的是哪种药物。

尽管研究方法具有一定的挑战性，伦敦帝国理工学院（Imperial College in London）的罗宾·卡哈特-哈里斯博士（Dr. Robin Carhart-Harris）及其同事还是在不久前报告了他们对59名重度抑郁症患者的研究[20]。他们比较了以下两种情况的效果差异：常规剂量（25毫克）的裸盖菇素与安慰剂联合使用，以及微剂量（1毫克）的裸盖菇素与抗抑郁药物（SSRI）艾司西酞普兰（10—20毫克）联合使用。在实验组和对照组中，被试都只服用了2次裸盖菇素，服用的时间间隔为3周。安慰剂和艾司西酞普兰则每天服用，持续6周。在试验结束时，接受常规剂量裸盖菇素组被试的抗抑郁反应和抑郁缓解率比6周每天都接受艾司西酞普兰组的被试更高，但差异没有统计学意义[21]。

我们从这些研究中得到的一个关键教训与实施治疗的简单事实有关。如前所述，在使用致幻剂进行治疗时，重要的是学习早期使用这些药物的经验，并在情感上为患者做好准备和支持，提供一个安全的环境。这意味着一旦患者开始出现不愉快的感受，专业人员就应该为其提供药物和培训，使其感到舒适。在这三项研究中，被试在服用裸盖菇素期间都得到了支持性的心理指导。

有个重点需要重复一下：这些研究都是小型的初步概念验证类的研究，其结果需要涉及更多被试群体的研究来验证。但这些研究的结果与20世纪60年代进行的早期人类研究，以及用于筛选抗抑郁和抗焦虑药物的动物模型研究结果一致。这些结果也得到了脑成像研究的支持。脑成像研究显示，服用致幻剂后患者情绪回路的功能连通性发生了变化。这与我们在其他抗抑郁治疗中看到的变化相类似[22]。

解离性麻醉剂

在前面的章节中，我提到了解离性麻醉药（主要是氯胺酮和艾司氯胺酮）具有抗抑郁作用。这里我们简要回顾一下。在寻找基于谷氨酸的抗抑郁机制的初步研究及后续研究中，氯胺酮已经被证实具有抗抑郁作用。然而，由于氯胺酮的专利已经到期，获得FDA批准所需的研究成本太高。好在氯胺酮的重要成分——艾司氯胺酮，在大型多中心对照研究中显示了抗抑郁作用。艾司氯胺酮已经获得了FDA批准，可以被用作一种促进抗抑郁治疗的附加药物。它所面临的挑战是副作用，以及患者能否获得治疗和付得起费用。

"放心药"

最常用的"放心药"是 MDMA。**虽然 MDMA 属于致幻剂，但它通常不会引起幻觉**。已有研究证实，MDMA 的作用主要是增加患者的联系感、信任感和同理心。MDMA 对大脑中神经递质以及催产素（催产素能促进人际联系，如母子关系）等激素造成影响，进而引起情绪状态的变化。因此，MDMA 已被尝试性地用作一种心理治疗的辅助手段，特别是在患者有 PTSD 时。PTSD 患者被创伤的负面记忆淹没时常常既无法忍受自己的情绪，也无法接受治疗。

已经有六项临床试验报道了 MDMA 可以增强心理治疗对 PTSD 的有效性。丽莎·杰罗姆博士（Dr. Lisa Jerome）及其同事最近发表了对这六项试验的长期（12 个月或更长时间）随访数据的分析[23]。数据显示，在最后一次 MDMA 辅助心理治疗后的 1—2 个月，56% 的受试者表现的症状不再满足 PTSD 的诊断标准；在治疗后 12 个月，这一数字攀升至 67%。这与目前用于治疗创伤后应激障碍的传统抗抑郁药物、镇静剂和抗癫痫药物所提供的有限缓解形成了鲜明对比。创伤后应激障碍的症状给患者造成巨大的痛苦，有一些患者甚至因疾病折磨而自杀。这些研究的积极结果和数据显示了 MDMA 的安全性。在撰写本部分时，一项大规模的多中心试验正在进行中。

致幻剂有哪些副作用？

正如我之前提到的，在易感人群中，致幻剂确实会引发严重精神疾病的发作。但目前我们还没有办法事先知道谁是易感人群。我们只知道，那些先前有过精神病发作或有严重精神病及成瘾家族史的人的风险更高。除了可能引发这些疾病，致幻剂的副作用还反映在它在人体内时的化学活性上[24]。

让我们跳过你在本书第二编中了解过的氯胺酮和艾司氯胺酮，对这些致幻剂中一部分进行更详细的介绍。本书给出的信息并不是详尽无遗的，但能提供给你一个很好的基础，以便你知晓我们对用于治疗抑郁症的致幻剂的了解程度。

裸盖菇素

娱乐性地使用裸盖菇素与视觉幻觉、时间感知改变、焦虑、恐慌和偏执有关。和其他致幻剂类似，过量使用裸盖菇素会导致持续的幻觉及其他视觉障碍，比如会看见运动物体上的光晕和运动痕迹。与之相比，在临床试验中被试所接触到的剂量有限，药效通常随着时间推移而减淡，持续副作用的发生率非常低。裸盖菇素导致的典型心理不良反应包括自我意识和时间意识的改变、焦虑、困惑，以及偏执；它导致的身体副作用包括头痛、恶心、颤抖、心悸、血压以及心率增加。但好消息是，这些副作用通常只在药物存留在体内时出现，在临床试验中裸盖菇素并不会造成长期的副作用[25]。

LSD

LSD 与裸盖菇素有许多相同的特性，而且它们的副作用也很相似。个体服用 LSD 后可能经历的心理不良反应包括：焦虑、惊恐发作、偏执、幻视、与身体和现实脱节的感觉、听觉和视觉现象的混合以及联觉。LSD 造成的身体副作用也与裸盖菇素类似，它们都会导致心率、血压、体温升高以及瞳孔变大。

LSD 最显著的延迟副作用是"闪回"，也就是在几天、几周、几个月甚至几年之后重新体验过往经历。在闪回引起严重痛苦或焦虑并损害个体功能时，我们将这种情况称为致幻剂引起的持久性知觉障碍。但参与当前研究和 / 或过去有接受临床治疗经验的被试很少报告这么严重的闪回。这些发现表明 LSD 的摄入量和服用频率会影响致幻剂引起的持续性知觉障碍的发展。还有一些报告称 LSD 会引发攻击性行为，但这方面的数据非常有限。现有的数据表明这种副作用很罕见，在有潜在精神疾病的人身上发生风险最高。

MDMA

当在医药级药物的治疗环境中使用时，MDMA 通常具有良好的耐受性，只有不到 8.4% 的研究参与者报告在治疗阶段有不良反应，且只有 3.1% 的参与者报告在 12 个月后这些症状持续存在[26]。上述 MDMA 导致的不良反应多数是由娱乐性使用和误用造成的。短期内受到 MDMA 影响的不良反应包括紧紧咬牙、发冷、出汗、视力模糊、恶心及肌肉痉挛。适量使用 MDMA 后，常见的延迟症状包括易激惹、攻击性、抑郁、焦虑、睡眠困难、记忆力和注意力问题。这些症状有时出现在周末娱乐性的使用之后，导致被戏称为"宿醉星期二"的现象。

有一件事非常重要：MDMA 不能与选择性 5- 羟色胺再摄取抑制剂（SSRI）或选择性 5- 羟色胺和去甲肾上腺素再摄取抑制剂（SNRI），如氟西汀、艾司西酞普兰或文拉法辛同时服用。二者结合可导致血清素综合征，即血清素在人体中大量聚积，其症状是肌肉僵硬、反射增加和发烧。谨记，血清素综合征可能致命。

什么是微剂量？

最近，微剂量的致幻剂在美国媒体上引起了一些关注。就迷幻药而言，微剂量指比产生幻觉所需剂量少得多的 LSD 或裸盖菇素。美国的一些工程师、创意艺术家用这种方法来提高创造力和认知力。据报道，微剂量致幻剂的其他用途包括治疗抑郁症、偏头痛、慢性疲劳综合征和焦虑。丹尼尔·罗森鲍姆博士（Dr. Daniel Rosenbaum）及其同事通过社交媒体调查了 729 名被试，其中 414 人报告自己微量服用过 LSD 或裸盖菇素，或二者都服用过[27]。更有趣的是 20% 服用微剂量致幻剂的人报告自己患有多动症。研究人员指出，有关这种反复给药行为安全性的数据非常少，因此他们强烈主张进行精心设计过的临床试验，以更好地了解其潜在的好处及风险[28]。

氯胺酮的发现以及迷幻药、解离性麻醉药和"放心药"（MDMA）的重新使用，为人们思考抑郁症和焦虑症提供了新的思路。虽然这些药物在医疗诊所之外有可能被滥用，但在知道如何为患者做好准备且具有指导经验的熟练专业人员手中，它们已经被证实是安全的，滥用风险相对较低。

大多数关于安全性的数据来自早期没有使用现代临床试验方法的试验。在这些药物被主流的临床实践采用之前，我们还需要获取更多关于其安全性和有效性的数据，也需要更多关于有效安全剂量的数据。不管怎样，致幻剂都为那些对目前治疗方法有抗药性的抑郁症和焦虑症患者带来了巨大的希望。

最后我想谈谈另外两种治疗方法，它们已经显示了有希望的疗效了。

第十一章　潜在治疗方法

迷走神经刺激

你可能还记得，我在前面简要地介绍过，迷走神经连接着大脑和肠道，而肠道状况可以影响一个人的情绪。事实证明，直接用电流和间接用磁刺激迷走神经都可以起到抗抑郁作用[29]。迷走神经刺激（VNS）最初是在20世纪90年代初由Cyberonics公司作为治疗癫痫的附加疗法开发出来的。在治疗癫痫临床试验期间，研究者注意到无论在治疗之后患者的癫痫是否得到改善，有抑郁症状的人都会感觉自己的抑郁症状减轻了[30]。这导向一些初步的试点研究和一个大型的多中心临床试验[31]。这些研究得到的数据足够充分，使FDA批准将该设备用于治疗难治性抑郁症。然而，保险公司认为，VNS仍然是一种尝试性的治疗方法，因为他们习惯了FDA要求的，以两个大型多中心试验中都取得效果作为批准条件的制度。如果你对此感到困惑，那得说，我当时也是一样。这个问题反映了FDA器械部门审批器械和FDA药品部门批准新药的标准之间的差异。而这最终带来的结果是患者很难有机会接受这种治疗。

我得到批准使用VNS治疗的一名患者叫作布兰妮。布兰妮是一名34岁的离异母亲，有2个孩子，她的抑郁症开始于第二个孩子出生后。在生完第二个孩子之后的3年里，她尝试了多种抗抑郁药物、情绪稳定剂、增强抗精神病药、ECT以及强化心理治疗。她住过6次院，住院治疗的过程非常艰难而激烈。但在接受了迷走神经刺激器放置后，布兰妮的治疗进程开始慢慢改变。在接下来的3年里，她只住了3次院，而且住院治疗的强度更低，时间也更短。她的情绪开始慢慢好转，逐渐又能参与孩子们的生活了。她服用的药物简化了，电休克治疗的频率也下降了，她感觉非常好。

最初，迷走神经刺激疗法需要通过外科手术在患者颈部左侧迷走神经周围植入一根导线，并将导线向下延伸到植入在左上胸部胸腔外的起搏器。患者在手术恢复后的耐受性很好。植入的心脏起搏器每隔几分钟就会刺激迷走神经，但这会导致患者的声音颤抖。如果患者必须做公开演讲或任何其他他们不想声音受到影响的活动，他可以用磁铁使起搏器暂停工作。目前，有两种非侵入性的VNS方法正在探索中，一种是将磁刺激应用于颈部，另一种是将磁刺激应用于耳朵[32]。事实证明，迷走神经，或者说"流浪神经"[33]，确实名不虚传，它有一个分支支配耳朵。

目前我们尚不清楚哪种类型的VNS是最有益的，也不清楚哪些患者从中受益最多。然而VNS确实有抗抑郁作用。如果这些信息对你的情况有意义，你应该和治疗师讨论一下。

脑深部电刺激

在这本书中我们把抑郁症描述为一种情绪回路疾病。对于

第十一章 潜在治疗方法

VNS，我刚刚介绍了永久性地植入起搏器和电线来间接刺激大脑的方法。尽管这本书中提到了很多需要患者鼓足勇气才能接受的药物试验、心理治疗和其他干预措施，但仍有患者接受治疗后没有好转。那么下一步就是把电极组件植入大脑中的情绪回路。这称为脑深部电刺激（DBS），有几个研究小组正在对此进行研究。亚特兰大埃默里大学（Emory University in Atlanta）的海伦·梅伯格（Helen Mayberg）研究小组和其他研究人员进行的小型开放式临床试验取得了不错的结果，虽然这些试验还没有在大规模多中心试验中重复[34]。目前，人们对使用DBS治疗抑郁症的兴趣似乎已经减弱，但已经证实它对治疗帕金森病是有效的。这带动了一种可以根据大脑的潜在活动调整刺激强度的方法——自适应脑深部电刺激的发展[35]。但这种方法对抑郁症是否有效还有待观察。

复合药物Auvelity将右美沙芬和安非他酮混合，通过两种途径来治疗抑郁症。该药物针对NMDA受体发挥作用的同时阻断肝脏中的细胞色素P450酶。P450酶可以分解药物，延长药物在大脑中的作用时间。右美沙芬以类似氯胺酮的方式阻断NMDA受体和σ阿片受体。单独服用时，右美沙芬会很快被肝脏中的细胞色素P450 2D6酶灭活，因此不能产生抗抑郁反应。而加入低剂量的抗抑郁药物安非他酮可以部分阻断这种酶，使右美沙芬在体内循环的时间增加3倍。在两项大规模临床试验中，该组合在1—2周内就显示了抗抑郁作用。第一次试验中，研究人员把这种组合药物与安慰剂进行了对比。第二次试验中，研究人员把这种组合药物和低剂量安非他酮单独比较，证实了右美沙芬是一种有效的抗抑郁药[36]。如果你正在考虑尝试氯胺酮或艾司氯胺酮，那么你可以问问你的医生能否尝试 Auvelity，使用它不需要医生过多地进行亲自监测。

参考文献

[1] D. E. Nichols, M. W. Johnson, and C. D. Nichols, "Psychedelics as Medicines: An Emerging New Paradigm", *Clinical Pharmacology & Therapeutics* 101, no. 2 (2017): 209–19, doi:10.1002/cpt.557.

[2] M. W. Johnson, W. A. Richards, and R. R. Griffiths, "Human Hallucinogen Research: Guidelines for Safety", *Journal of Psychopharmacology* 22, no. 6 (2008): 603–20, doi:10.1177/0269881108093587.

[3] Sean J. Belouin and Jack E. Henningfield, "Psychedelics: Where We Are Now, Why We Got Here, What We Must Do", *Neuropharmacology* 142 (2018): 7–19, doi:10.1016/j.neuropharm.2018.02.018; James J. H. Rucker, Jonathan Iliff, and David J. Nutt, "Psychiatry & the Psychedelic Drugs: Past, Present & Future", *Neuropharmacology* 142 (2018): 200–18, doi:10.1016/ j.neuropharm. 2017.12.040.

[4] Michael Pollan, *How to Change Your Mind: What the New Science of Psychedelics Teaches Us About Consciousness, Dying, Addiction, Depression, and Transcendence* (New York: Penguin Random House, 2018).

[5] Rucker, Iliff, and Nutt, "Psychiatry & the Psychedelic Drugs", 200–18.

[6] Johnson, Richards, and Griffiths, "Human Hallucinogen Research", 603–20.

[7] Andrew Jack, "GSK Shifts Away from Antidepressants", *Financial Times*, February 4, 2010, https://www.ft.com/content/103e87d2-11c4-11df-9d45-00144 feab49a.

第十一章 潜在治疗方法

[8] Pollan, *How to Change Your Mind*.
[9] David E. Nichols, "Psychedelics", *Pharmacological Reviews* 68, no. 2 (2016): 264–355, doi:10.1124/pr.115.011478.
[10] Franz X. Vollenweider, "Brain Mechanisms of Hallucinogens and Entactogens", *Dialogues in Clinical Neuroscience* 3, no. 4 (2001): 265–79, doi:10.31887/dcns.2001.3.4/fxvollenweider.
[11] Nichols, "Psychedelics", 264–355; Robin Carhart-Harris, Bruna Giribaldi, Rosalind Watts, Michelle Baker-Jones, Ashleigh Murphy-Beiner, Roberta Murphy, Jonny Martell, Allan Blemings, David Erritzoe, and David J. Nutt, "Trial of Psilocybin versus Escitalopram for Depression", *New England Journal of Medicine* 384, no. 15 (2021): 1402–11, doi:10.1056/nejmoa2032994.
[12] Rafael de la Torre, Magí Farré, Pere N. Roset, Neus Pizarro, Sergio Abanades, Mireia Segura, Jordi Segura, and Jordi Camí, "Human Pharmacology of MDMA", *Therapeutic Drug Monitoring* 26, no. 2 (2004): 137–44, doi:10.1097/00007691-200404000-00009; Susan Schenk and David Newcombe, "Methylenedioxymethamphetamine (MDMA) in Psychiatry", *Journal of Clinical Psychopharmacology* 38, no. 6 (2018): 632–38, doi:10.1097/jcp.0000000000000962.
[13] Pollan, *How to Change Your Mind*.
[14] David Nutt, "Psychedelic Drugs—A New Era in Psychiatry?" *Dialogues in Clinical Neuroscience* 21, no. 2 (2019): 139–47, doi:10.31887/dcns.2019.21.2/dnutt.
[15] Michael C. Mithoefer, Charles S. Grob, and Timothy D. Brewerton, "Novel Psycho-pharmacological Therapies for Psychiatric Disorders: Psilocybin and MDMA", *Lancet Psychiatry* 3, no. 5 (2016): 481–88, doi:10.1016/s2215-0366(15)00576-3.
[16] Pollan, *How to Change Your Mind*.
[17] Ira Byock, "Taking Psychedelics Seriously", *Journal of Palliative Medicine* 21, no. 4 (2018): 417–21, doi:10.1089/jpm.2017.0684.
[18] Roland R. Griffiths, Matthew W. Johnson, Michael A. Carducci, Annie Umbricht, William A. Richards, Brian D. Richards, Mary P. Cosimano, and Margaret A. Klinedinst, "Psilocybin Produces Substantial and Sustained Decreases in

Depression and Anxiety in Patients with Life-Threatening Cancer: A Randomized Double-Blind Trial", *Journal of Psychopharmacology (Oxford, England)* 30, no. 12 (2016): 1181–97, doi:10.1177/0269881116675513.

[19] Rucker, Iliff, and Nutt, "Psychiatry & the Psychedelic Drugs."

[20] Carhart-Harris et al., "Trial of Psilocybin versus Escitalopram for Depression", 1402–11.

[21] Carhart-Harris et al., "Trial of Psilocybin versus Escitalopram for Depression", 1402–11.

[22] Alexander V. Lebedev, Martin Lövdén, Gidon Rosenthal, Amanda Feilding, David J. Nutt, and Robin L. Carhart-Harris, "Finding the Self by Losing the Self: Neural Correlates of Ego-Dissolution under Psilocybin", *Human Brain Mapping* 36, no. 8 (2015): 3137–53, doi:10.1002/hbm.22833.

[23] Lisa Jerome, Allison A. Feduccia, Julie B. Wang, Scott Hamilton, Berra Yazar-Klosinski, Amy Emerson, Michael C. Mithoefer, and Rick Doblin, "Long-Term Follow-Up Outcomes of MDMA-Assisted Psychotherapy for Treatment of PTSD: A Longitudinal Pooled Analysis of Six Phase 2 Trials", *Psychopharmacology* 237, no. 8 (2020): 2485–97, doi:10.1007/s00213-020-05548-2.

[24] Johnson, Richards, and Griffiths, "Human Hallucinogen Research", 603–20; Genís Ona and José Carlos Bouso, "Potential Safety, Benefits, and Influence of the Placebo Effect in Microdosing Psychedelic Drugs: A Systematic Review", *Neuroscience & Biobehavioral Reviews* 119 (2020): 194–203, doi:10.1016/j.neubiorev.2020.09.035.

[25] National Institute on Drug Abuse, "Hallucinogens", https://nida.nih.gov/drug-topics/hallucinogens; Hartej Gill, Barjot Gill, David Chen-Li, Sabine El-Halabi, Nelson B. Rodrigues, Danielle S. Cha, Orly Lipsitz, et al., "The Emerging Role of Psilocybin and MDMA in the Treatment of Mental Illness", *Expert Review of Neurotherapeutics* 20, no. 12 (2020): 1–11, doi: 10.1080/14737175.2020.1826931.

[26] Jerome et al., "Long-Term Follow-Up Outcomes of MDMA-Assisted Psychotherapy for Treatment of PTSD", 2485–97.

[27] Daniel Rosenbaum, Cory Weissman, Thomas Anderson, Rotem Petranker, Le-Anh Dinh-Williams, Katrina Hui, and Emma Hapke, "Microdosing Psychedelics:

第十一章 潜在治疗方法

Demographics, Practices, and Psychiatric Comorbidities", *Journal of Psychopharmacology* 34, no. 6 (2020): 612–22, doi:10.1177/0269881120908004.

[28] Ona and Bouso, "Potential Safety, Benefits, and Influence of the Placebo Effect in Microdosing Psychedelic Drugs."

[29] Ziad Nahas, Lauren B. Marangell, Mustafa M. Husain, A. John Rush, Harold A. Sackeim, Sarah H. Lisanby, James M. Martinez, and Mark S. George, "Two- Year Outcome of Vagus Nerve Stimulation (VNS) for Treatment of Major Depressive Episodes", *Journal of Clinical Psychiatry* 66, no. 9 (2005): 1097–104, doi:10.4088/jcp.v66n0902; Jiliang Fang, Peijing Rong, Yang Hong, Yangyang Fan, Jun Liu, Honghong Wang, Guolei Zhang, et al., "Transcutaneous Vagus Nerve Stimulation Modulates Default Mode Network in Major Depressive Disorder", *Biological Psychiatry* 79, no. 4 (2016): 266–73, doi:10.1016/ j.biopsych.2015.03.025.

[30] Harold A. Sackeim, A. John Rush, Mark S. George, Lauren B. Marangell, Mustafa M. Husain, Ziad Nahas, Christopher R. Johnson, et al., "Vagus Nerve Stimulation (VNS™) for Treatment-Resistant Depression: Efficacy, Side Effects, and Predictors of Outcome", *Neuropsychopharmacology* 25, no. 5 (2001): 713–28, doi:10.1016/s0893-133x(01)00271-8.

[31] Nahas et al., "Two-Year Outcome of Vagus Nerve Stimulation (VNS) for Treatment of Major Depressive Episodes", 1097–104; Sackeim et al., "Vagus Nerve Stimulation (VNS™) for Treatment-Resistant Depression", 713–28; A. John Rush, Lauren B. Marangell, Harold A. Sackeim, Mark S. George, Stephen K. Brannan, Sonia M. Davis, Robert Howland, et al., "Vagus Nerve Stimulation for Treatment-Resistant Depression: A Randomized, Controlled Acute Phase Trial", *Biological Psychiatry* 58, no. 5 (2005): 347–54, doi:10.1016/ j.biopsych.2005.05.025.

[32] Fang et al., "Transcutaneous Vagus Nerve Stimulation Modulates Default Mode Network in Major Depressive Disorder", 266–73.

[33] Wiktionary, s.v., "vagus", https://en.wiktionary.org/wiki/vagus.

[34] Paul E. Holtzheimer, Mustafa M. Husain, Sarah H. Lisanby, Stephan F. Taylor, Louis A. Whitworth, Shawn McClintock, Konstantin V. Slavin, et al., "Subcallosal Cingulate Deep Brain Stimulation for Treatment-Resistant Depression: A

Multisite, Randomised, Sham-Controlled Trial", *Lancet Psychiatry* 4, no. 11 (2017): 839–49, doi:10.1016/s2215-0366(17)30371-1.

[35] Nicole C. Swann, Coralie de Hemptinne, Margaret C. Thompson, Svjetlana Miocinovic, Andrew M. Miller, Ro'ee Gilron, Jill L. Ostrem, Howard J. Chizeck, and Philip A. Starr, "Adaptive Deep Brain Stimulation for Parkinson's Disease Using Motor Cortex Sensing", *Journal of Neural Engineering* 15, no. 4 (2018): 046006, doi:10.1088/1741-2552/aabc9b.

[36] Auvelity package insert, prescribing information, 2022. Axsome Therapeutics, Inc., New York, NY, accessed September 2, 2022, https://www.axsome.com/auvelity-prescribing-information.pdf.

后　记
未来的希望

感谢你花时间阅读本书。我把这本书的序言命名为"不要放弃希望","希望"也是我想留给你们的一个词。我某个病人的伴侣说得远比我更好。她的伴侣接受了这本书中的一种疗法。她这样描述他们的经历:"在与你合作之前,医生说我们已经把几乎所有的方法都尝试过了,我找不到前面的路。感谢你和我们密切合作、寻找有效的治疗方法。我们更感激的是,你们告诉我们现在仍有希望,而且永远有希望。在我们陷入最低谷的时候,有效治疗和仍然有希望这两点改变了我们的世界。"这本书中讨论的治疗方法已经改变了许多人的生活,我希望你也能找到一种适合你的疗法。

附录一　初次会诊时要向医生提的问题

ECT/TMS/艾司氯胺酮会诊

1. 你认为我的病情可能对治疗有反应吗？

虽然关于反应预测因素的报告有一些，但这些报告还不足以指导个人的治疗。

艾司氯胺酮已被FDA批准用于难治性抑郁症和伴有自杀行为的重度抑郁症的治疗。经颅磁刺激已经被FDA批准用于治疗重度抑郁症、强迫症和烟瘾。电休克疗法已经被FDA批准用于治疗重度抑郁症和紧张症，同时也用于治疗难治性躁狂症。

你接受不同治疗方法的机会取决于你居住在何地。你可能发现治疗团队强烈倾向于使用其中某种治疗方法，或者其中一种治疗方法与你的生活方式（例如骑行）更相配。在这种情况下，这些考量可能会对你的治疗起指导作用。

附录一　初次会诊时要向医生提的问题

2. 我的病情通常需要多少次治疗？

经颅磁刺激的急性治疗期通常是在 6 周内进行 30 次治疗。一般只有在患者的整体情况有所改善，但症状持续或再次出现时才给予更多治疗。艾司氯胺酮的急性疗程为每周 2 次，持续 4 周，随后进行维持期治疗。电休克治疗的急性疗程通常是每周 3 次，共 6—10 次治疗，有时需要维持治疗。跟上面一样，你的治疗团队应该要有一个明确的计划来处理你再次出现病症的情况。

3. 你进行这种治疗多久了？

在医学领域，实践很重要。有经验的治疗师会习惯性地预测和预防副作用以及其他问题。因此，你有充分理由询问医生有多少治疗经验。

4. 我的保险是否覆盖了这些治疗？

现实情况是，这些治疗的费用高昂。如果没有保险，许多患者无法负担治疗费用。

5. 你如何处理紧急情况？

这些治疗的大部分副作用都是短期的，现场工作人员会处理。有时候治疗会引发心脏疾病和其他健康问题，那就需要更密集的治疗。大多数非医院的机构会把这些病人送到医院。如果他们送你去的医院不在你的保险范围内，医疗费用很快就会上涨。我想在经历了上述事情之后，你最不需要的就是收到巨额医疗账单。

心理治疗咨询

1. 心理治疗诊所是否接受我的保险？

治疗师处理财务问题的方式多种多样。某些治疗师（包括精神科医生）只接受现金付款，有的只接受保险。如果你开始了一项你无力完成或者让你负债累累的治疗，除非你没有其他选择，否则这对你来说可能是非常具有破坏性的。

2. 你通常和一位患者一起工作多长时间？

有些类型的治疗在非常有限的时间内采取集中的治疗方法。当问题最近才开始出现或本质上非常有限时，这种方法通常效果更好。其他类型的治疗不那么集中，可能会深入问题的根源。

3. 你通常给予多少指导？

一些治疗师使用基于技能的方法，这些方法设计得非常有指导性。这些治疗师甚至会布置家庭作业。也有治疗师有意地尽量少说话，引导病人找到自己的解决方案。这种方法可以确保由病人来解决问题。最重要的一点是，你要了解心理治疗有不同的方法。如果你目前接受的治疗不起作用，那你应该跟治疗师讨论一下。

4. 你认为我主要的问题是什么？

在医生了解了你的病史后，他们应该可以告诉你，为什么你要开始治疗，并且他们给出的理由应该与你的想法一致。有些患者把这描述为一个恍然大悟的时刻，觉得有人终于理解了他们正在经历的事情。

5. 你常用的方法对我的问题有效吗？

这样的问题可以用来礼貌地询问治疗师是否成功治疗过与你症状相似的患者。

附录二　咨询时应携带的资料

关于你目前情况的资料

情绪症状

1. 你什么时候开始感觉不舒服或跟以前不一样的?
2. 这种情绪问题开始时最先发生变化的是什么?
3. 你为什么这个时候来咨询?
4. 你的睡眠、食欲或注意力有改变吗?
5. 你的精力怎么样?
6. 你觉得自己很乐观,或者觉得自己能做别人做不到的事情吗?
7. 你是不是比平时更暴躁?

焦虑症状

1. 你开始感到更焦虑了吗? 有没有过恐慌症发作?

2. 目前的焦虑是否让你想起了过去的创伤?

3. 目前的焦虑有没有导致症状加重或加剧?

精神病性症状

1. 你一个人待着的时候会听到什么声音吗?你能控制这些声音使其消失吗?

2. 你有没有什么不寻常的经历,比如看到不存在的人或事?

娱乐性的物质使用

1. 你多久喝一次酒,喝多少?

2. 你试用过其他成瘾性物质吗?频率怎么样?

3. 你是否经常使用其他药物?

安全情况

1. 你遇到过糟糕到让你想自杀的事情吗?

2. 你有没有为结束自己的生命做过任何准备?

3. 你曾试图自杀吗?

4. 你想过伤害自己吗?

5. 你有没有采取措施为伤害自己做准备?

6. 你做过什么伤害自己的事吗?

目前的治疗方法

1. 你有心理医生或咨询师吗？如果有，你多久见他们一次？

2. 你觉得他们对你有帮助吗？他们对你认为重要的事情专注吗？

3. 你有会给你开药的治疗师吗？如果有，你在服用什么药物？

4. 你从什么时候开始服用药物？

5. 你是否因其他疾病而服用药物？你服用哪些药物？剂量是多少？

既往经历

1. 你有过这种感觉吗？

2. 你有没有因精神疾病住过院？

3. 你接受过精神药物治疗吗？

4. 如果你服用过精神药物，你服用的药物是哪一种？剂量多少？服用了多长时间？（见问题末尾的工作表）

5. 这些药有用吗？你还记得你为什么停药吗？

6. 你以前有没有因为类似的问题接受过治疗？

7. 治疗有效吗？

成长史

1. 你妈妈在怀你的时候有什么健康问题吗？

2. 她在怀你期间感染过流感吗？

3. 你出生的过程中有没有什么问题？

4. 你刚出生时是否需要特别护理或者进过新生儿重症监护病房（NICU）？

5. 你是否按时学会了走路、说话、阅读（达到发育标准）？

6. 在读低年级时，你有坐不住或注意力不集中的问题吗？如果有，你现在还这样吗？

社会经历史

1. 你现在和谁住在一起？

2. 你家里遇到什么事了吗？

3. 在家里或其他地方是否有人让你感到不安全？

4. 你有最亲密的朋友吗？

5. 你有支持你的朋友吗？

6. 你靠什么养活自己？

7. 工作上有什么问题吗？

8. 你的财务状况如何？

建议用药工作表

当前用药

药物	最大剂量	开始使用时间	反应：是/否/部分	副作用

过去用过的药物

药物	最大剂量	使用时长	反应：是/否/部分	停药原因

致　谢

　　许多人以各种方式为这本书作出了贡献，我欠他们每一个人一份感激之情。首先，我想感谢我的妻子多特，以及我们已经成年的孩子保罗、尼基和迈克，感谢他们多年来对我的支持和宽容。他们让我安心追求事业，尤其是包容我在写这本书的过程中花费大量的时间和精力。同时，我也非常感激我的老师们，他们才华横溢，不仅教给我知识，还激励我追求精神病学和改善重性情绪障碍治疗的方法。我还想感谢我现在和过去的同事，特别是那些花时间阅读和评论这本书的手稿的人。你们在病人护理和研究方面追求卓越的集体动力同样也激励着我每天尽自己最大的努力。

　　最重要的是，我要感谢我的患者。你们让我有幸在你们恢复健康的过程中与你们一起工作。一路走来，我逐渐了解了你们，也很欣赏你们每天为了变得更好而努力的样子。我希望你们把这本书看作你们教给我的东西的体现，希望你们在旅途中发现它是有用的。

　　与其他事情一样，还有一些人为本书作出了努力，我要感谢他们的付出和支持，我的经纪人艾琳·古德曼（Irene Goodman）使我确信撰写这本书是必要的，并且找到途径使其得以出版。富有耐心的编辑蕾妮·塞德利尔（Renee Sedliar）让本书的内容没有偏离正轨，并且给了我非常有益的反馈。编辑詹妮弗·克兰（Jennifer Crane）对本书进行了非常有帮助且及时的编校，让这本书的出版工作向前推进。还有，Hachette Go 出版团队的其他人——艾莉森·达拉法夫（Alison Dalafave）、朱莉安·刘易斯（Julianne Lewis）、扎克·波伦多（Zach Polendo）、迈克·贾拉塔诺（Mike Giarratano）、迈克尔·巴尔斯（Michael Barrs）、米歇尔·艾利（Michelle Aielli）和玛丽·安·那不勒斯（Mary Ann Naples）从一开始就相信这本书的价值，并付出了努力使其面世。